常见病传承老药方丛书

心脑血管病传承老药方

XINNAOXUEGUANBING CHUANCHENG LAOYAOFANG

主　编　蔡向红

中国科学技术出版社

·北　京·

图书在版编目（CIP）数据

心脑血管病传承老药方 / 蔡向红主编 . — 北京：中国科学技术出版社，2017.12

（常见病传承老药方丛书）

ISBN 978-7-5046-7666-5

Ⅰ.①心… Ⅱ.①蔡… Ⅲ.①心脏血管疾病—验方—汇编②脑血管疾病—验方—汇编 Ⅳ.① R289.5

中国版本图书馆 CIP 数据核字 (2017) 第 226378 号

策 划 编 辑	崔晓荣
责 任 编 辑	黄维佳
装 帧 设 计	北京千千墨香文化发展有限公司
责 任 印 制	马宇晨

出　　　版	中国科学技术出版社
发　　　行	中国科学技术出版社发行部
地　　　址	北京市海淀区中关村南大街 16 号
邮　　　编	100081
发 行 电 话	010-62173865
传　　　真	010-62173081
网　　　址	http://www.cspbooks.com.cn

开　　　本	720mm×1000mm	1/16
字　　　数	230 千字
印　　　张	15.25
版　　　次	2017 年 12 月第 1 版
印　　　次	2017 年 12 月第 1 次印刷
印　　　刷	北京盛通印刷股份有限公司
书　　　号	ISBN 978-7-5046-7666-5/R·2101
定　　　价	38.00 元

内容提要

心脑血管疾病是一种严重威胁人类健康，特别是针对中老年人的一种常见病。全世界每年死于心脑血管疾病的人数高达1500万人，居所有死因之首，也是人们健康的"无声杀手"！本书精选治疗心脑血管疾病的中医药方160余首，这些方剂从临床实际出发，以实用高效为准则，疗效奇特，屡用屡验。药方具有用药常见、组方巧妙、疗效可靠、易学实用、省钱省事的特点，非常适合广大患者日常保健和临床应用的需求，可作为广大读者的家庭医疗顾问。本书内容全面、实用、编排规范、合理，可供中医药及中西医结合工作者、医药院校师生、中医药爱好者等参考阅读。

《常见病传承老药方丛书》

编委会名单

主　　编　蔡向红

副主编　赵国东　吴　凌

编　　者　李书明　　　李　达

　　　　　李喜军　　　呼宏伟

　　　　　孙卫甫　　　孙瑞娟

　　　　　尤燕霞　　　关俊如

　　　　　刘美如　　　康志广

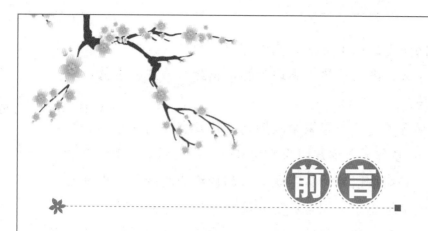

前言

　　心脑血管疾病是一种严重威胁人类，特别是50岁以上中老年人健康的常见病，即使应用目前最先进、完善的治疗手段，仍可有50%以上的脑血管意外幸存者生活不能完全自理！全世界每年死于心脑血管疾病的人数高达1500万人，居各种死因首位。

　　中医在防治心脑血管疾病方面历史悠久，中药又有简便、安全、低毒、不良反应小等优势。目前应用中医治疗心脑血管病主要是通过辨证诊治，在合理膳食、适量运动、戒烟戒酒、心理健康等方面均有优势。现代医学之高脂血症、脑梗死、冠心病等部分心脑血管病，其主要病机是痰瘀同病。若长期饮食膏粱厚味，滋腻油肉，血管内便会沉积粥状物，尤以冠状血管为甚，致管腔狭窄，血供受阻。其次，脾胃长期负荷加重，脾气受损，运化失司，水湿积聚，寒从中生，寒湿凝聚成痰，痰阻血道致血运障碍，痰瘀同病，气血失调，心脑供血不足，则出现一系列临床症状。显然，治疗此类疾病，理当痰瘀同治，临床上以祛痰通窍、化瘀通络为治，疗效满意。

　　心脑血管疾病患者可根据自身情况进行对症治疗。对体虚、食欲缺乏、神疲力乏等体征者可进补益气、温补、活血的中药，如人参、黄芪、丹参、当归等；有明显气血不足者，冬季可进补阿胶；有怕冷、腰酸等阳虚征候的，可配入黑芝麻、核桃仁；平时脾胃虚弱者，可加入陈皮、山药煎液（陈皮10g、山药15g

煎），以防伤胃。以上诸品，或可炖鸡、炖鸭，或可熬汤。但也有一些老年人，内有蕴热，表现为心烦急躁、舌红、舌苔黄腻，则不适合药补。

本书精选了近几十年来中医期刊公开发表的治疗心脑血管疾病的药方160多首。介绍方剂的药物组成、用法用量、功效主治、方解方义、专家按语等，其中既有对药物组成的阐释，也有名老中医独特的学术思想，知常达变的诊治技巧和遣方用药特点。其内容丰富，条理清晰，层次分明，科学实用，通俗易懂，适合广大群众尤其是心脑血管疾病患者阅读。

编　者

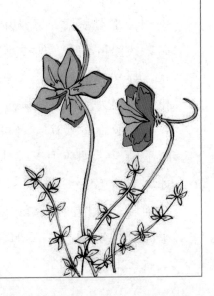

目 录

Contents

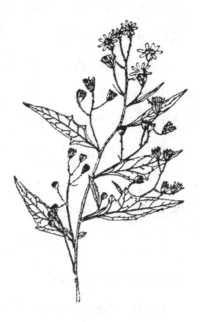

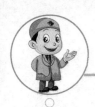

🌱 第二章　心绞痛

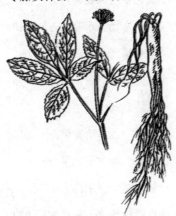

🌱 第三章　高脂血症

第五章　心肌梗死

第四章　心律失常

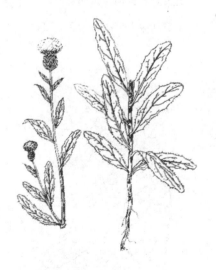

目

录

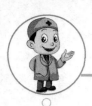

第六章　心力衰竭

第七章　病毒性心肌炎

第八章　原发性高血压

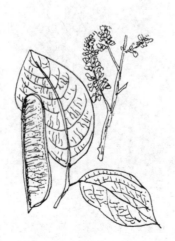

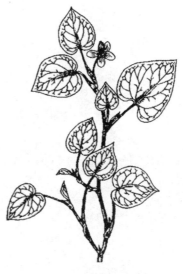
目
录

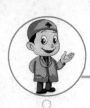

第十二章　中风后遗症

心脑血管病 传承老药方

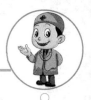

第一章 冠心病

       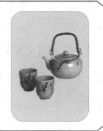

☯ 通阳开痹汤（王希成方）

【组成】附子 6～9g，枸杞子 18～24g，五味子 4.5g，熟地黄（朱砂拌打)11g，山茱萸 11g，肉桂（后下）3g，川芎 6g，丹参 12～16g，瓜蒌 11g，薤白 11g。

【用法】水煎服，每日 1 剂，每日分 2 次温服

【功效】补肾养肝，通阳开痹，行瘀生脉。适用于冠心病胸闷不适、心绞痛。

【方解】由于冠心病患者以年长居多，重用、久用活血化瘀药导致疗效下降，笔者根据多年治疗冠心病的经验，认为本病属"虚损"范畴，初由肾虚，后致气滞血瘀，终成虚中夹

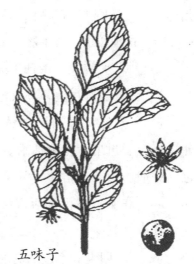

五味子

实之症。主张从肝肾论治。通阳开痹汤中重用枸杞子补肝肾、益精血，伍熟地黄共奏养血滋阴、补益肝肾之功效；附子、肉桂助阳温肾，益心补气，以鼓舞血行，且肉桂伍熟地黄更添滋阴温阳、养血通脉之功；熟地黄、山茱萸滋肾养血；五味子合山茱萸滋阴生脉，

使阳升而泉源不竭；川芎、丹参活血除瘀通脉，行气止痛；瓜蒌、薤白通阳行气、开胸痹。

【验案】钱某，女，63岁，确诊冠心病已7年，心绞痛不常剧发，唯胸闷隐痛无时或止，腰酸膝软，身体乏力，神疲纳少，面色不华，时有头晕薄厥，唇色带紫。舌质淡，苔白腻，脏象沉迟。此为肾阳亏虚，不能上乘于心，心失温煦，胸阳不展，气血羁迟，痰浊阻滞。用上方8剂，胸膈顿舒，续以原方增损补骨脂、桂枝、淫羊藿、牛膝、党参、郁金、仙茅、菟丝子。治疗5个月，经心电图等检查，仅有窦性心动过缓，余均正常。

☯ 补气温阳汤（陈超方）

【组成】瓜蒌28g，黄芪118g，僵蚕13g，地龙16g，当归13g，川芎13g，薤白16g，桃仁13g，红花13g，泽兰16g，柴胡11g，枳壳11g，桔梗16g，川牛膝18g，甘草13g。

【用法】水煎服，每日1剂，每日2次，早、晚空腹服。

【功效】活血祛瘀，补气温阳。适用于冠心病。

【方解】补气温阳汤中黄芪补心益气；当归、川芎、桃仁、红花、泽兰、川牛膝化瘀活血；瓜蒌、僵蚕、薤白、地龙通络祛瘀化浊；柴胡、枳壳、桔梗、甘草，解郁疏肝、宣通心肺之气。诸药合用，心气旺盛，瘀化血活，痰化络通，血脉流畅，故本方治疗冠心病，疗效满意。

【加减】阳虚心率慢加制附子13g，桂枝16g；高血压加钩藤28g，枳实16g，桑寄生38g；湿热重期前收缩加苦参38g，苍术28g；失眠加炒酸枣仁28g，首乌藤38g；心悸加生龙骨、生牡蛎各28g。

【验案】钱某，男，50岁，农民。患者于半年前开始时感胸闷憋气，稍微活动则症状加重。因劳累后自感胸闷憋气。心前区阵痛。

心悸头晕。乡卫生院医生给服"开胸顺气丸"、"柏子养心丸"病情无好转来院。患者心率 70 次/分钟，心律失常呈频发期前收缩，各瓣膜区未闻及杂音。心电图示：$V_1 \sim V_6$ T波低平倒置，频发室性期前收缩呈二联律。血压 128/90mmHg。查血脂谱呈高脂血症，胆固醇 7.5mmol/L、三酰甘油 1.20mmol/L。舌淡红，紫色瘀点较多。苔薄黄腻，脉代。证属气血不足，瘀血痰浊痹阻心脉，郁久化热。治则：补气活血，逐瘀祛痰通络。方用：苍术 28g，瓜蒌 28g，黄芪 118g，当归 13g，川芎 13g，赤芍 16g，桃仁 13g，红花 13g，柴胡 11g，桔梗 16g，僵蚕 13g，苦参 38g，泽兰 16g，地龙 16g，甘草 13g。服 15 剂后患者症状改善。加减服药 80 剂，恢复正常，多次复查心电图均正常，随访 5 年，正常，并能进行正常的重体力劳动。

【按语】中医认为，心主血脉，血行脉中，血依赖于心脏的搏动输送到全身，包括灌注到冠状动脉，营养心脏。中医《素问·五藏生成篇》说："诸血者皆属于心。"《素问·痿论》说："心主身之血脉。"《素问·六节藏象论》说："心者其充在血脉。"总之，循环系统的生理功能均有赖于心脏的正常搏动。心脏的正常搏动主要依赖心气的推动，血液周流不息，是心气的正常功能所在。"气为血之帅"、"气行则血行、气滞则血瘀"。心气旺盛，才能维持正常的心肌收缩力、心率和心律。冠心病多在 43 岁以后发病，人过 43 岁以后，气血不足，尤其气虚证候渐渐显露，气虚为发病之本，瘀血痰浊瘀阻心脉为标。脉通汤中大剂量黄芪补益心气为主药，心气旺则推动血液的力量充，是治病之本。

☯ 益气通阳汤（潘中瑛方）

【组成】黄芪 30～60g，枳壳、桔梗、红花、桃仁、赤芍、川芎、柴胡、牛膝、当归、生地黄、生甘草各 13g，桂枝 10～16g。

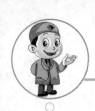

【用法】水煎服，每日1剂，每日分2次，早、晚分服。

【功效】益气通阳，活血化瘀。适用于冠心病。

【方解】益气通阳汤中桃仁、红花、川芎、赤芍祛瘀活血，当归、生地黄活血养血，柴胡、枳壳理气疏肝，牛膝通经破瘀，桔梗入肺经，甘草缓急，通百脉以调和诸药，桂枝温心通阳。治本应着眼于补，治标应着眼于通。黄芪可升阳益气，恢复心肌细胞活力，故适用于冠心病，且以本虚为主的患者。

【加减】高血脂者可继服调血脂药，部分患者未服用调血脂药者加用焦山楂、决明子各16g。有高血压病者，继续服用降血压药。伴心悸甚加西洋参（另煎兑服）13g。便秘者加瓜蒌28g。双下肢水肿加车前子28g。心前区发作性疼痛呈针刺样加延胡索10～16g，水蛭13g，三七粉（冲服）3～6g。

【验案】柴某，女，65岁，退休人员。患者心前区闷痛，气短，反复发作3年并逐渐加重，患者胸前闷痛，每天发作二三次，活动、劳累或受冷后加重。服用复方丹参滴丸可缓解。常伴有头晕、周身无力、双下肢沉重、血压140/95mmHg。心律齐，心率82次/分钟，舌质暗，边尖有瘀点，口唇色暗，苔白，脉弦细。心电图检查：T波罗导联、aVL导联、V_4导联、V_5导联低平，ST段V_7导联、V_8导联水平下移0.1mV。超声心动图检查有冠心病改变。血脂检查：胆固醇6.8 mmol/L，三酰甘油1.8 mmol/L。西医诊断：冠心病、劳力性心绞痛。中医诊断：胸痹、心痛。治则化瘀活血，通阳益气，方用枳壳、桔梗、当归、桃仁、红花、赤芍、川芎、柴胡、牛膝、生地黄、生甘草、桂枝、延胡索各13g，黄芪28g，三七粉3g（冲服），每日1剂。水煎，分早、晚2次温服。服药3日后，心前区闷痛明显减轻，每日发作1或2次可自行缓解，继服1周后，心前区闷痛未发作，疲乏、双下肢沉重感消失，连续服用4周，复查心电图T波I导联、aVL导联、V_4导联、V_5导联低平较前改善，ST段

V_7导联、V_8导联水平下移恢复正常。前方随症加减治疗3个月后。症状消失，复查心电图恢复正常。

【按语】益气通阳汤在药物配伍中的特点如下：①气血兼顾，以化瘀活血药为主，理气药为辅，寓行气于活血之中；②活中寓养，活血不耗血，瘀去不伤正，理气不伤阴；③升降同用，以宣畅气机。根据中医学"气滞则血瘀"的理论，本方在活血化瘀之药中配以补气之品。符合中医"气行则血行"的治疗原则。临床实践证明，用益气通阳汤治疗冠心病采取通与补并用的原则，"通"用活血化瘀，"补"用补气温阳，并随症加减，是治疗冠心病的有效方剂。

益气止痛方（朱沈方）

【组成】当归、三七、丹参、石菖蒲各13g，党参、黄芪各28g，酸枣仁18g，炙甘草5～13g。

【用法】水煎服，每日1剂，每日分2次，早、晚分服。2周为1个疗程。

【功效】通痹益气。适用于冠心病、心绞痛。

【方解】益气止痛方中党参、黄芪温补阳气，气旺血自

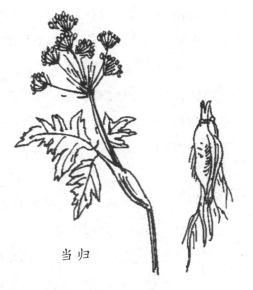

当归

行；当归、三七、丹参化瘀活血止痛；石菖蒲化痰开窍；酸枣仁安神养心；炙甘草益气健脾，缓急止痛。将药合用，能达益气通痹的功效。

【加减】血虚者加川芎、白芍、龙眼肉；心阳虚者加制附子、吴茱萸、肉桂；气虚者人参易党参；心阴虚者加麦冬、天冬、生地黄、太子参；胸痛如刺、舌瘀暗者加赤芍、川芎；胸痛剧烈者加延胡索、白芍；胸闷痰多者加橘红、瓜蒌、半夏。

【验案】田某，女，81岁。患者反复胸闷、胸痛、气短、心悸、乏力8年，常常劳累后加剧。拟诊为冠心病、心绞痛入院。检查患者：神清，无力，精神困倦，懒言，较胖，口唇、甲床轻度发绀。心率110次/分钟，律不齐。心音较低钝，两肺呼吸音较粗，未闻干湿啰音，腹软，肝脾肋下未及。双下肢无水肿。舌体胖，边有齿印，舌质暗淡，苔白，脉结代。心电图检查：窦性心动过速；频发性房性期前收缩；慢性冠状动脉供血不足（缺血性ST-T改变）。入院诊断：中医诊断为胸痹（心阳气虚兼痰浊瘀阻）。西医诊断为冠心病心绞痛，心律失常。根据患者舌脉表现，治则温阳益气，佐以祛瘀化痰。用益气止痛方加橘红、肉桂、制附子各13g。每日1剂，治疗7日。上症基本消失，照上方加减治疗14日，心电图检查ST段水平由0.075～0.05mV，Ⅱ导联、aVF导联、V_5导联、V_6导联低平的T波转直立，心电图恢复至大致正常范围。症状消失，临床治愈出院。为巩固疗效，方便服用，拟人参、三七、丹参、酸枣仁各100g打成粉散剂，早、晚各13g冲开水当茶饮。随访1年，心绞痛未复发。

【按语】冠心病心绞痛其病在心，心居胸中，为"君主之官"，统领五脏，属火，为阳中之阳，生命依赖于心阳的温煦。中医"血气者，喜温而恶寒，寒则泣而不能流"。故心气虚，心阳不振，则血不行，导致脉不通，则产生胸痹而痛，即心绞痛。可知心绞痛的主要病因是心阳气虚为主（即本虚）。而外寒入侵，饮食不当，情志失调等为发病的诱因。而临证中往往虚中夹实，痰浊血瘀为其病理产物。故在治疗上以益气温阳，佐以通痹化痰为治则。

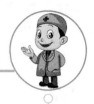

☯ 助阳化气汤（周晓方）

【组成】干姜 5g，生附子 5g，炙甘草 6g，人参 3g，茯苓 9g，白芍 9g，生姜 9g，白术 6g，制附子 5g。

【用法】先用武火煎药至沸腾，再文火煎煮半小时；每日 1 剂，分 3 次温服，7 剂为 1 个疗程，需用药 3 个疗程。

【功效】温阳补气，利水消肿。适用于冠心病。

【方解】助阳化气汤中生附子、制附子，温阳壮气，回阳救逆；干姜温脾暖胃，助附子温阳补气；人参大补元气；白术、茯苓，益气健脾，使脾能运化水湿；生姜宣散水气；白芍入阴而制约辛热药伤阴；炙甘草益气和中，助阳化气，气以化水。

【加减】若动则气喘者，加蛤蚧、黄芪，以益气纳气；若胸中拘紧甚者，加枳实、厚朴、薤白，以行气宽胸；若水肿甚者，加瞿麦、茯苓、泽泻、车前子，以渗利水湿；若心悸者，加酸枣仁、龙骨，以安神止悸等。

【验案】钱某，男，69 岁，教师。主诉有 15 年冠心病病史，尤其是 3 年来心肌缺血比较明显，近因心痛加重而前来诊治。刻诊：心痛彻背，背痛彻心，夜间痛甚，手足发凉，因凉诱发，因劳加重，舌质暗紫，苔薄白略腻，脉沉涩。辨为寒凝血瘀证，治当散寒温阳，活血化瘀。方药 8 剂，水煎服，第 1 次煎药 35 分钟，第 2 次煎药 20 分钟，合并药液；每天 1 剂，分 3 次服。第二诊：疼痛程度与频率均明显减轻，复以前方 8 剂。第三诊：症状较前又有好转，以前方 8 剂。第四诊：手足温和，能在空调房间停留，以前方 8 剂。第五诊：症状得到有效控制，又以前方治疗 40 余剂。之后，为了巩固疗效，以前方变汤剂为散剂，每次服 2g，每日分 3 服，用药约半年。随访 2 年，一切基本正常。

【按语】患者手足不温、因凉诱发辨为阳虚，夜间痛甚如针刺、舌质暗紫辨为瘀阻，因劳累加重辨为虚，又因苔薄白略腻证为寒痰，以此辨为寒凝血瘀。方以散寒温阳，止痛通脉，化瘀活血。诸药相互为用，以奏其效。

☯ 升阳益气汤加味（孙炜方）

【组成】人参6g（或党参10～16g），黄芪28g，白术、当归、陈皮各13g，升麻、炙甘草各5g，柴胡9g，丹参、茯苓各18g。

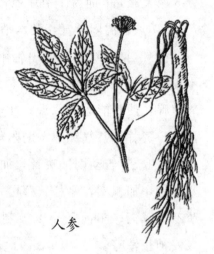

人参

【用法】将人参先泡半小时，合诸药加水适量，小火煎煮半小时，取汁400ml，早、晚2次温服。服药2周为1个疗程，可连续服用3个疗程。

【功效】益气升阳，调补脾胃。适用于冠心病、心绞痛。

【方解】升阳益气汤加味方中以黄芪为主，补中益气；白术、人参、炙甘草健脾益气；柴胡、升麻清阳升举；当归、丹参补血活血；陈皮理气以使补而不滞；茯苓健脾利水，安神养心。

【加减】食欲缺乏者加砂仁；舌质有瘀斑者加川芎；水肿甚茯苓改量为28g。

【验案】叶某，男，64岁。患者胸闷，汗出，气短，疲乏无力，心悸，心前区隐痛，活动后诸症加剧，大便时溏时干6年。心电图示：窦性心率，T波低平，ST段下移，尿常规（－）。曾长期服用硝酸异山梨酯、复方丹参片等治疗症状没有得到改善。症见：神疲乏力，双下肢轻度水肿，舌质淡胖，苔白腻，脉沉细无力。诊断为冠心病心绞痛。证属脾胃气虚，心气不足。药用黄芪、茯苓各28g，人参6g，白术、当归、陈皮、柴胡各13g，升麻、甘草各5g，丹参18g。水煎服，每日1剂。服药2个疗程后症状明显缓解，服药2个疗程后症状基本消失，复查心电图较前明显改善。后间断服用益气补中丸、硝酸异山梨酯、复方丹参片以善其后，随访1年病情稳定。

【按语】冠心病辨证应分虚实，虚证多为心气虚，但心气虚兼见脾气虚的病证也不少见，如若单用补益心气之法临床疗效并不满意，补中益气汤加味调补脾胃，升阳益气。

活血化瘀汤（黄海燕方）

【组成】葛根18g，丹参18g，水蛭、川芎、桃仁、红花、麦冬、五味子各13g，太子参16g，三七粉（冲服）3g。

【用法】水煎服，每日1剂，每日分2次，早、晚分服。三七粉冲服，并忌食生冷油腻之品。一般14～28日为1个疗程。

【功效】益气扶正，活血化瘀。适用于冠心病。

【方解】活血化瘀汤方中葛根能加快脑血流量与冠状动脉血流量。丹参入血分而归心经，能除烦安神，有生新祛瘀之力，丹参含有多种丹参酮，有扩张外周血管、改善外周循环、扩张冠状动脉、提高冠状动脉血流量、提高心肌收缩力。川芎能行气活血，为"血中之气药"，善治血瘀气滞证。川芎所含一种川芎嗪具有扩张血管、增加冠状动脉血流量、改善微循环及降低血小板聚集等作用。红花能通经活血，止痛祛瘀，中医药理研究红花有轻度兴奋心脏、促进冠状动脉血流量作用。桃仁祛瘀活血，与红花配伍有较好的活血扩冠作用。水蛭破血逐瘀抗凝血，能减少冠状动脉的阻力。三七止血化瘀，定痛活血，有止血不留瘀、散瘀不伤正之特点，现代研究三七能降低毛细血管的通透性。增强毛细血管抵抗力，提高冠状动脉血流量。降低心肌耗氧量，促进冠状动脉梗死区侧支循环的形成，增加心排血量。太子参、麦冬、五味子为生脉之方。在活血化瘀的基础上养血益气，使活血不伤正气。将药共达活血化瘀、益气扶正之功，以促进冠状动脉血流量，改善心肌缺血，而缓解胸痛。

【加减】糖尿病患者加生地黄 11g，生黄芪、沙参各 16g；心律失常者加苦参、党参各 16g，丹参 13g，生龙骨、生牡蛎各（先煎）28g；高脂血者加决明子、泽泻、山楂各 13g；气滞血瘀型加枳壳、柴胡、香附各 13g；痰阻血瘀型加瓜蒌 16g，薤白、半夏各 9g，厚朴 6g；寒凝血瘀型加桂枝 6g，细辛 3g；气虚血瘀型加人参 13g，黄芪 16g；伴高血压者加天麻 13g，钩藤 16g，生石决明（先煎）28g。

温阳散寒汤（宋晓莉方）

【组成】血竭 6g，制附子 6g，桂枝 9g，当归 16g，赤芍、白芍各 13g，丹参 18g，生地黄 13g，瓜蒌 28g，川芎 9g，薤白 13g，麦冬 16g，西洋参 6g，炙甘草 6g，葛根 11g，煅龙骨、煅牡蛎各 28g。

【用法】水煎服，每日 1 剂，每日 2 次，早、晚分服。1 个月为 1 个疗程。

【功效】活血化瘀，温阳散寒，益气养阴，宽胸宣痹。适用于冠心病。

【方解】温阳散寒汤中制附子、桂枝温阳散寒而消阴凝；血竭、当归、川芎、赤芍、丹参化瘀活血以消瘀滞；生地黄养血以防耗气；瓜蒌、薤白宽胸宣痹；西洋参、麦冬、炙甘草益气复脉生津；葛根、白芍、炙甘草配伍解痉止痛缓急；煅龙骨、煅牡蛎止汗宁心。全方共奏散寒温阳、活血化瘀、宽胸宣痹、益气止痛养阴之功效。

【加减】如阴虚偏重，口干不欲饮水，心悸，舌红少苔者，去桂枝、瓜蒌、薤白，加沙参 16g，知母 13g，天花粉 28g；如胸闷较重者，加檀香 9g，炒枳壳 13g；如纳食差者，加焦三仙各 13g；如大便干者，去桂枝，加火麻仁 13g，郁李仁 13g；如寒凝血瘀，心痛彻背，背痛彻心，大汗淋漓，四肢发凉，气短者，去生地黄、赤芍，加莪术 9g，红花 13g，桃仁 13g，或干姜 9g，蒲黄（包煎）9g，五灵脂 9g；如气虚偏重，头晕困倦，周身乏力，气短者加黄芪 28g，西洋参改为人参 9g。

【验案】牛某，女，60 岁。患者晚 11 时以阵发性胸痛为临床表现，以"冠心病，心绞痛"为诊断收治入院。由于工作繁忙，劳累过度出现阵发性心前区疼痛，并向背部及双肩臂放射，持续约 3 分钟后缓解，未予重视。次日又发作 1 次，症状同前，持续 5 分钟，3 日后胸闷、胸痛加重，且发作次数明显增多，时间更长。心电图提示：下壁心肌缺血型改变。患者胸闷，胸痛，气短乏力，饮食欠佳，失眠多梦，二便尚可，舌质紫暗，脉细。既往有烟酒嗜好。中医诊断：胸痹。辨证：气血不足，寒邪侵袭，阻遏胸阳，气血瘀滞。治则温阳散寒，宽胸宣痹，化瘀活血，益气养血。方用温阳散寒汤治疗。处方：制附子 6g，血竭 6g，桂枝 9g，当归 16g，川芎 9g，赤芍、白芍各 16g，丹参 13g，瓜蒌 28g，薤白 13g，党参 6g，麦冬16g，茯神 16g，远志 13g，黄芪 18g，煅龙骨、煅牡蛎各 13g，焦三仙各 13g，炙甘草 6g，水煎服，每日 1 剂。服上药 3 周后，胸痛消失，偶有胸闷，守法再服 5 周，诸症均愈。复查心电图示：①窦性心率 65 次/分钟，律齐；②正常心电图。出院后已能正常工作。随访患者已戒烟，生活规律，心绞痛未复发。

【按语】冠心病心绞痛病因多与寒邪内侵、饮食不当、过度劳累、年迈体弱、情志失调等因素有关，属本虚标实之证。本虚指正气虚，标实指邪气实。其虚为阴阳气血亏虚，其实为寒凝、气滞。心脉瘀阻是本病的主要病机。其病位在心，与肝、脾、肾有关；其病症以心胸疼痛、胸闷憋气为主，其病机以寒、瘀为主。心主气，

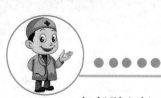

气行则血行，气滞血瘀，寒邪痹阻胸阳，心脉失养而致本病。辨证施治时需分标本缓急，实证宜用通脉辛温、化瘀活血、豁痰泄浊等法，以治其标；虚证宜补养扶正为主，或补气温阳，或养血益气，或补肾滋阴，以治其本，但临床所见往往是虚实夹杂，阴寒凝滞，气血瘀阻，气血亏虚，临证时当根据病因之不同随症加减用药。运用温阳散寒汤来治疗该病，散寒温阳，活血化瘀，宣痹宽胸，养阴益气而达止痛目的。使祛邪而不伤正，扶正而不留滞，故临床上运用每可收到较好的疗效。

温阳散寒汤适用于阴寒痼结、气血瘀阻型胸痹，症见胸闷憋气，心前区刺痛或有紧束感，或胸痛彻背，或痛势急迫，大汗出而身冷，烦躁不安，头晕，四肢乏力，舌紫暗或有瘀点，苔白厚腻，或舌红少苔，脉细涩而结代。

☯ 通络止痛汤（赵跃红方）

【组成】丹参 28g，黄芪 50g，赤芍 28g，乳香 13g，没药 13g，炒酸枣仁 28g，葛根 28g，川芎 16g，桑寄生 16g，当归 13g，甘草 6g。

【用法】水煎服，每日 1 剂，每日 2 次，早、晚分服。

【功效】活血益气，止痛通络。适用于冠心病、心绞痛。

【方解】通络止痛汤中黄芪、甘草、川芎活血益气；丹参、赤芍化瘀活血；乳香、没药通络活血止痛；当归、葛根活血通络；桑寄生活血补肾；炒酸枣仁益气安神。将药相合共奏活血益气、止痛通络之功，正与气虚血瘀之病机相符，故可取得良好疗效。

【加减】气短、气虚、乏力较重者，可加大黄芪用量至100g；血瘀重加桃仁、牛膝、红花；气滞见胸胁胀痛、抑郁易怒者，加入砂仁、柴胡、薄荷、郁金；下肢水肿者加泽兰、穿破石、益母草。

【验案】钱某，女，57岁。患者因心前区痛，伴心悸胸闷入院治疗。既往有冠心病史3年，常因劳累后出现胸痛，并向后肩及左肩放射，持续5～8分钟，多次服用硝酸异山梨酯、硝酸甘油等药。最近又因劳累出现胸闷、心前区疼痛，发作次数频繁。伴有心悸气短，失眠多梦，倦怠乏力，头晕耳鸣，舌质紫暗有瘀斑，脉沉细。心电图示：Ⅱ导联、Ⅲ导联、aVF导联 ST段水平压低 0.05～0.1mV，伴T波倒置。西医诊断：冠心病心绞痛。中医诊断：胸痹（气虚血瘀，心脉痹阻）。治以活血益气，

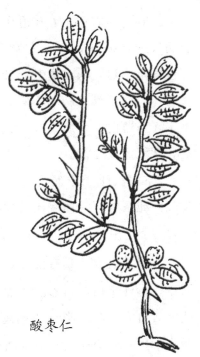

酸枣仁

止痛通络。用本方加瓜蒌23g，每日1剂，水煎服。服5剂后胸闷胸痛改善，心悸气短好转，仍倦怠乏力，失眠多梦，耳鸣头晕。上方再加首乌藤、党参各23g，连用20剂后诸症消失，心电图恢复正常。

【按语】中医认为，身体血液的正常运行依靠气的温煦和推动，若心气不足无力推动血液正常运行就会导致血瘀，血瘀是气虚的结果，气虚是血瘀的原因。临床表现多为胸痛胸闷，倦怠乏力，心悸气短。心血以通为顺，气虚则血液运行乏力、滞涩，气血瘀滞不行则胸痛胸闷，治以益气活血。

☯ 理气止痛方（唐治丽方）

【组成】川芎16g，丹参16g，赤芍11g，红花13g，降香13g。

【用法】水煎服，每日1剂，每日2次，早、晚分服。

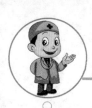

【功效】理气止痛方适用于冠心病气滞血瘀证，症见左胸刺痛，部位固定不移，入夜更甚，伴两胁胀痛，时而烦躁，胸闷不舒，心悸不宁，苔薄白，舌质紫暗，或有瘀斑，脉沉涩或弦涩。

【方解】理气止痛方是中医科学院西苑医院唐治丽院士等研究的有效方剂，由丹参、川芎、赤芍、

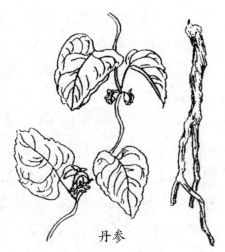

丹参

红花、降香组成，具有活血、理气、止痛之功效。方中以川芎化瘀活血、行气止痛，丹参行血活血、养心补血共为君药；红花、赤芍祛瘀活血为臣药；降香止痛理气为佐使药。纵观本方，以活血养血药物为主，避免应用破血动血药物，特别适用于老年冠心病患者。

【加减】肾阳虚者与四逆汤或真武汤合用；心阳不通者配伍桂枝甘草汤；脾气亏虚者与香砂六君子汤合用。若兼有心之气阴两虚者，常合用生脉散、保元汤或天王补心丹。

【验案】蔡某，女，87岁，退休教师，2005年10月1日来医院就诊。患者1年前因胸闷，查血压140/80mmHg，在省级人民医院诊为"冠心病"。最近胸闷逐渐加重，用扩冠治疗。3个月前胸闷明显加重，冠状动脉造影示左前降支狭窄72％，未予干预治疗。每次发作胸闷与情绪有关。平时口服"倍他乐克"12.5mg每日2次，"欣康"2mg每日2次，"立普妥"20mg每晚1次。现活动后乏力，纳少，大便偏稀，小便可。既往有脂质代谢异常病史1年。查体：血压120/70mmHg，心率60次/分钟，律齐，舌红少苔、有裂纹，脉弦涩。诊为冠心病、心绞痛，辨属气阴两虚、气滞血瘀之胸痹心痛证。治则养阴益气，活血理气。黄芪生脉散合冠心Ⅱ号方加减：太子参11g，麦冬13g，五味子6g，生黄芪11g，丹参16g，川芎

13g，赤芍13g，藏红花13g，全瓜蒌13g，焦三仙各16g。服前方1个月后自觉诸症明显好转，心绞痛发作次数明显减少，血压稳定。

☯ 补肾活血汤（谷培恒方）

【组成】丹参28g，黄芪50g，赤芍28g，乳香13g，没药13g，炒酸枣仁28g，葛根30g，川芎16g，桑寄生16g，当归13g，甘草6g。

【用法】水煎服，每日1剂，每日分2次，早、晚分服。

【功效】活血益气，通络止痛。适用于冠心病。

【方解】补肾活血汤中黄芪、甘草、川芎活血益气；丹参、赤芍化瘀活血；乳香、没药活血止痛通络；当归、葛根通络活血，桑寄生活血补肾；酸枣仁安神益气。将药相合共奏活血益气、止痛通络之功，正与气虚血瘀之病机相符，故可取得良好疗效。

【加减】气滞见胸胁胀痛、抑郁易怒者，加入砂仁、柴胡、郁金；下肢水肿者加泽兰、益母草。气短、气虚、乏力较重者，可加重黄芪用量到100g；血瘀重加桃仁、红花。

【验案】张某，女，57岁。因心前区疼痛，伴心慌胸闷入院治疗。既往有冠心病史3年，常因劳累后出现胸部闷痛，并向后肩部及左肩放射，持续6分钟左右，平素自服异山梨酯、硝酸甘油等药。近几天又因劳累出现胸闷、心前区疼痛，发作次数频繁，持续时间延长，伴有心悸气短，倦怠乏力，失眠多梦，头晕耳鸣，舌质紫暗有瘀斑，脉沉细。心电图示：Ⅱ、Ⅲ、aVF导联ST段水平压低0.05～0.1mV，伴T波倒置。西医诊断：冠心病心绞痛。中医诊断：胸痹（气虚血瘀，心脉痹阻）。治疗活血益气，止痛通络。用黄芪益心汤23g，每日1剂，水煎服。服5剂后胸闷胸痛改善，心悸气短好转，仍倦怠乏力，失眠多梦，头晕耳鸣。上方再加首乌藤、党参各

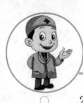

23g，连服16剂后诸症消失，心电图恢复正常。

【按语】冠心病是指冠状动脉粥样硬化或是冠状动脉痉挛造成血液阻塞导致心肌缺血缺氧而形成的心脏病。冠心病属中医胸痹范畴，临床认为本病多属本虚标实，本为心气虚，标为血瘀、痰凝、气滞所致。中医认为血液的正常循行依靠气的温煦和推动，心气不足无力推动血液正常运行则导致血瘀，血瘀是气虚的结果，气虚是血瘀的原因，两者互为因果。临床中常见患者胸痛胸闷，倦怠乏力，心悸气短。心血以通为顺，气虚则血液运行乏力、滞涩，气血瘀滞不行则胸痛胸闷，治以活血益气。

☯ 通阳泄浊汤（李赛美方）

【组成】紫苏子18g，瓜蒌28g，丹参28g，川芎16g，檀香（后下）6g，石菖蒲11g，郁金18g，三七（研末冲服）6g，细辛（后下）5g。

【用法】水煎服，每日1剂，每日分2次，早、晚分服。15日为1个疗程。

【功效】活血散寒，通阳泄浊，豁痰宣痹。适用于冠心病。

【方解】通阳泄浊汤中瓜蒌、紫苏子、石菖蒲、郁金、檀香有泄浊宽胸、通痹开窍之功；丹参、川芎、三七有活血止痛化瘀之效；方中细辛有平喘散寒、止痛通窍、疏利血脉之功效。现代研究虽有升压强心、提高冠状动脉血流量及镇痛作用，但有小毒，每用5g未见明显毒性反应，一定要慎用。

【加减】若有糖尿病并发症见阴虚心悸、心烦不安，原方减细辛、檀香加琥珀（另冲）5g，葛根28g，炒酸枣仁18g。若有高血压病见阳亢眩晕，原方减细辛、檀香加天麻16g，菊花16g，珍珠母18g，并分别应用降糖、降压药物；若阴寒甚或感寒痛甚加制附子

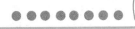

6g，白酒 20ml；若体胖痰多脘闷加半夏 13g，枳壳 16g。

【验案】李某，男，77 岁。患者胸闷、胸痛 3 日，伴头晕、气短。体查：体温 36.8℃，血压 140/85mmHg，心率 57 次/分钟，心电图报告：窦性心动缓慢，室性期前收缩，$V_2 \sim V_6$ 导联 ST 段压低，aVR 有室性期前收缩。三酰甘油 3.6mmol/L，胸部 X 线片、心肌酶、血钾等均为正常。刻诊：胸闷刺痛，头晕气短，劳累生气则剧，纳呆乏力，四肢发凉，舌质紫暗，苔薄白，脉沉迟涩、有结代。辨证：胸痹心痛病，属心血瘀阻型伴胸阳不振。西医诊断：冠心病、心绞痛、初发劳力型心绞痛。治则：止痛开窍、化瘀活血、宽胸通阳。首先即刻含服速效救心丸 5 粒，吸氧，心电监护。方用通阳泄浊汤加桂枝 13g 急煎取汁 200ml 服下，2 小时后患者诸症缓解，停用氧气、心电监护。嘱注意休息，不要劳作，门诊治疗，服用上药 8 剂，每日 1 剂，分 2 次口服。复诊：诸症明显好转，但行走快、上楼梯时仍感胸闷，时有心悸少寐，舌脉同前，故上方加炒酸枣仁 18g，继服 8 剂。再诊：病情基本稳定，1 周内有一次小发作，休息片刻即可缓解。查心电图示：窦性心律，心率 62 次/分钟，无期前收缩，ST 段缺血样压低好转，诸症平稳，舌质淡，苔薄白，脉沉迟，原方加黄芪 28g 继服 2 周。四诊：自述胸闷胸痛未发作，故停服中药煎剂，临近春节嘱其避免劳作，饮食宜清淡，少量多餐，情绪稳定，避免激动。口服复方丹参滴丸 10 粒，每日 2 次以善其后。而后每月随访 1 次，胸闷胸痛未作。

【按语】中医称冠心病心绞痛为"胸痹心痛"，认为本病多由痰浊、瘀血、阴寒痹阻心脉，导致胸阳不振、气血不畅而发病。其病机为本虚标实证，发作期以标实为主，缓解期以本虚为主，但也有虚实夹杂之况，治疗总的原则两者兼顾，重点是"通"，心通则不痛。

第一章

冠心病

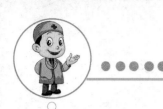

扶正益气汤（王之宇方）

【组成】薤白 11g，太子参 28g，郁金 13g，降香（后下）6g，上沉香（后下）6g，五味子 13g，三七（研末冲服）5g，麦冬 13g，砂仁（后下）4g。

【用法】水煎服，每日 1 剂，每日分 2 次，早、晚分服。2 周为 1 个疗程，一般患者用 3～5 个疗程。

【功效】活血化瘀，扶正益气，通阳开窍。用于冠心病。

【方解】冠心病为本虚标实，与气滞血瘀、痰湿浊邪有关。治疗当以扶正益气，化瘀活血，通阳开窍为主。扶正益气汤中太子参固本

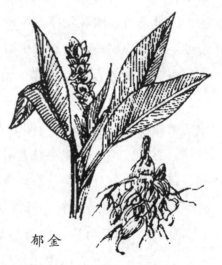

郁金

益气扶正，薤白宣痹化痰通阳治标，郁金、三七活血通络化瘀，降香、沉香、砂仁芳香开窍，五味子、麦冬取生脉饮之意养阴生脉益心。将药合用，祛邪扶正，开心通络，标本兼治，故可收到满意疗效。

【验案】田某，男，60 岁。患冠心病 14 年，感觉胸闷胀痛，心悸，上肢发麻，用异山梨酯可缓解，但不久又复发。

心电图提示冠状动脉供血不足，查胆固醇高于正常，眼底动脉硬化。近日因生气复发，症见心痛连及胸胁，心悸，气短，善叹息，肢麻颤抖，舌紫暗，苔白，脉弦细。证属血瘀气滞，心络失和，治以理气活血，通络化瘀，活血益气。原方治疗，用药第 2 天，胸前区疼痛明显减轻，呼吸顺畅，2 个疗程后心悸改善，心胸舒畅，查

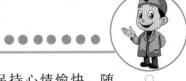

心电图正常。又服用 2 个疗程，嘱其注意休息，保持心情愉快，随访 2 年未见发作。

☯ 通脉散结汤（朱沈方）

【组成】薤白 13g，瓜蒌 28g，丹参 28g，桂枝 13g，桑寄生 28g，郁金 16g，当归 16g，赤芍 16g，香附 16g，制半夏 16g。

【用法】水煎服，每日 1 剂，每日 2 次，早、晚分服。

【功效】散结通阳，化瘀止痛，豁痰行气。适用于冠心病。

【方解】通脉散结汤中瓜蒌为主药，苦寒祛痰、开胸散结，当归、丹参、赤芍化瘀活血，薤白辛温通阳散邪、豁痰下气，桂枝通阳降逆，郁金、香附散结理气，半夏祛逐痰饮，桑寄生补肾。将药相合，共奏散结通阳、豁痰行气、化瘀止痛之功。胸中阳气宣通，痰浊得散，气机得畅，胸痹诸症自除。

【加减】伴有胸闷气短者，加麦冬、党参、天冬、五味子；伴有心悸，脉结代者，加炙甘草、酸枣仁、牡蛎、柏子仁、炙远志、珍珠母；血压偏高者去桂枝，加防风、生龙骨、生牡蛎、白蒺藜等。

【验案】段某，女，70 岁。1 年前患者曾因高血压、脑梗死、冠心病住院，经治疗病情好转出院。近日来，胸闷、胸痛发作频繁，并伴心悸气短。心电图示：T 波倒置。自服"心血康、速效救心丸"，同时用通脉养心汤随症加减治疗。处方：瓜蒌 28g，薤白 13g，丹参 28g，桑寄生 28g，郁金 16g，当归 16g，赤芍 16g，香附 16g，制半夏 16g，党参 13g，麦冬 13g。服药 2 周后，症状有所好转，遂停服"心血康"、"速效救心丸"。继以原方服用，症状逐渐消失。心电图复查：T 波基本正常。目前情况良好。

【按语】胸痹病因病机多由寒邪内侵、饮食不当、情志失调，加之年迈体虚等因素，致邪痹心络，痰浊阻滞，胸阳不振，气血瘀滞

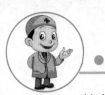

所致。中医《金匮要略·胸痹心痛短气病脉证并治》云："夫脉当取太过不及，阳微阴弦，即胸痹而痛，所以然者，责其极虚也。"本病总属本虚标实之证，临床上应根据虚实的主次，治疗有所侧重。

☯ 活血通脉汤（王新舜方）

【组成】葛根、赤芍、川芎各 9g，党参、丹参、黄芪各 16g，决明子 28g，石菖蒲 4.5g，降香 3g。

【用法】水煎服，每日 1 剂，每日分 2 次服。

【功效】活血通脉，益气化瘀。用于治疗冠心病心绞痛、心肌梗死等，能较快地缓解症状，尤其对老年人及心肌炎后遗症患者，属气虚血瘀者用之皆效。如胸痹心痛，形寒喜暖，神疲汗出，舌淡有瘀点、苔薄白、脉细弱或结代。

【方解】活血通脉汤中重用党参、黄芪养心益气为君，以培补中气、宗气，辅以丹参、山楂、赤芍通脉活血为臣，葛根、川芎升发清阳，降香、决明子止痛降浊，升降相因，加入菖蒲一味引药入心经，兼有化痰开窍之力。其中川芎为血中之气药，既可祛瘀活血，又可通滞行气；黄芪为补气虚之要药，与党参配伍，则补气升阳之效增强；山楂导滞消食，且有化痰降脂之力。诸药相配，共奏养心益气、通脉活血、祛瘀化痰止痛之功。此方一药多效，选药精当，以调气和血为法，"调和"与"通阳"为特点，充分体现了颜老治疗冠心病的学术观点。

【加减】如有阳微阴弦，胸痛剧烈，气短乏力，形寒肢冷汗出，面色苍白，舌淡脉微，须重用益心汤中黄芪量至 30～60g，改党参为人参（炖）16g，降香为 9～11g，以加强行气止痛之功，并重用附子温通心阳、祛寒解凝，临床用量为 15～18g，且先煎。

【验案】孙某，女，58 岁，2005 年 11 月 13 日来医院就诊。患者胸闷 3 个月余。有冠心病病史 10 年，曾行冠状动脉球囊扩张术加支架置入术。现诊见：胸闷，无力，腹胀，食欲缺乏，恶心，嗳气，口干，大便秘结，舌淡暗有瘀斑、苔薄白，脉细缓。查体：心率 56 次/分钟，律齐，心尖部可闻及收缩期杂音。血压 90/130mmHg。西医诊断：冠心病；冠状动脉球囊扩张术加支架置入术后。中医诊断：胸痹，证属气虚血瘀。治以活血益气法，方以活血通脉汤加减。处方：黄芪、决明子各 28g，麦冬、党参、生地黄、葛根各 16g，川芎、当归、降香、苍术各 9g，砂仁（后下）、甘草各 6g，水蛭 4g。8 剂，每天 1 剂，水煎服。11 月 18 日二诊，服药后胸闷减轻，精神稍好转，腹胀减，仍觉食欲差；嗳气，恶心，疲倦，舌淡，苔白腻，脉细。治则化痰醒脾。处方：五爪龙 28g，藿香、佩兰、白芍、葛根、苍术各 16g，川芎、降香各 9g，紫苏梗 11g，砂仁（后下）、木香（后下）、甘草各 6g，胆南星 11g。7 剂，每天 1 剂，水煎服。药后诸症均除。

【按语】此病例患者年老体弱，气血不足，脏腑失养，故出现脏气虚衰，瘀血内阻之病证。病机为心气不足，瘀阻心脉。故治以活血益气法。方以党参、黄芪补中益气以助心气，气行则血活，善调气机是中医用药特色；葛根升清阳；川芎行气活血；降香、决明子降浊气；水蛭、当归活血通脉，水蛭具破瘀血、散积聚、通经脉、利水道之功，散瘀之力尤强，故用于通心脉之瘀痹；患者尚有口干、便结、脉细等阴液不足之征，加生地黄、麦冬滋阴养液，配砂仁理气醒脾，苍术化浊，以制滋润药而不腻。二诊辨证以气虚痰瘀为主，故去麦冬、生地黄、水蛭等滋阴及破血之品，加藿香、佩兰芳香醒脾，胆南星化痰清热。诸药合用，奏益气化痰、通络活血之功，故收效颇佳。

☯ 益气通痹汤（张康宁方）

【组成】赤芍 16g，瓜蒌 9g，川芎 16g，丹参 18g，郁金 16g，延

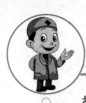

胡索 18g，生山楂 18g，广地龙 16g，桂枝 9g，细辛 4g，荜茇 9g，黄芪 18g，淫羊藿 18g，生水蛭粉（早、晚分服）4g。

【用法】水煎服，每日 1 剂，每日分 2 次服。

【功效】主治冠心病正气亏虚，痰瘀交结，本虚标实之证。症见胸闷不适，时发心前区疼痛，或放射至左肩、左臂，伴疲乏无力，气短懒言，心慌自汗，唇绀舌暗，脉细涩或结代等。

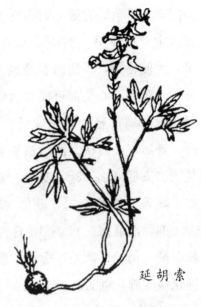

延胡索

【方解】益气通痹汤中以黄芪益气活血生肌，提高心肌细胞活力；淫羊藿补肾助阳，上煦心阳以通血脉，祛瘀滞，为治本之药。赤芍、川芎、丹参、郁金、延胡索、山楂、广地龙祛瘀活血，止痛通脉；瓜蒌一味，豁痰散结，理气宽胸；桂枝、细辛、荜茇辛香通脉温经，通痹宣阳，能止顽痛，以治其标。现代药理学研究已证实，上述药物多数具有扩张血管，改善微循环，增加冠状动脉血流量，改善心肌血供，抑制血小板黏附聚集等作用。

【加减】若血压偏低，见气短，虚弱无力，脉沉细，舌质淡嫩等阴虚气脱之象者，则减去桂枝、细辛、荜茇加生脉散；若证属阴虚阳亢，或血压偏高，见烦热，口干，心悸，头晕，耳鸣者，可减去温经散寒之桂枝、细辛、荜茇和温肾助阳之淫羊藿，而加生地黄 18g，黄连 9g，茺蔚子 16g，首乌藤 18g；若病情严重，属气虚阳脱，心阳不振，肾阳衰微，症见四肢厥冷，面色苍白，冷汗淋沥，舌质胖淡或暗紫，脉微欲绝者，宜急用四逆汤以回阳救逆，或急服人参粉、独参汤，或在原方内加红参 9g，五味子 9g，制附片 16g，干姜

9g，肉桂 6g；若本病急性发作，剧痛难忍，瘀血痰浊闭塞心窍者，急用苏合香丸开窍醒神，待剧痛缓解后再施原方。

【验案】夏某，女，53 岁，工人。1993 年 9 月因胸闷，气憋，心慌住院治疗。西医诊断为冠心病，心律失常。心电图示室性期前收缩，二联律。超声心动图示：24 小时期前收缩 2700 多次。多年来，先后经多家医院住院治疗，症状没有得到控制。1997 年 6 月 13 日来医院就诊，见胸闷、胀痛、气憋，心悸怔忡，有恐惧感，脘痞纳呆，神疲体倦，面色晦暗，舌暗淡，苔白腻，脉结代，期前收缩频发（为二联律）。中医诊断：胸痹、怔忡。证属脾肾阳虚，心神不宁，寒滞血瘀。施以补脾益肾、温经通脉、安神养心之法。药用益气通痹汤加减。处方：党参 18g，炒白术 9g，黄芪 18g，淫羊藿 18g，五味子 9g，当归 9g，广地龙 18g，苦参 18g，桂枝 9g，生地黄 18g，首乌藤 18g，制附片 9g，炙甘草 6g，水煎服。二诊（6 月 20 日）：用药 1 周后，患者自觉胸部窒闷疼痛减轻，期前收缩次数明显减少，食量增加。上方又服 10 剂，胸痛未作，期前收缩每日 6 次左右。经过 1 个月的治疗，诸症状消失，情绪稳定，自述几年来病情从未出现过这样的好转。后连续服药半年多，期前收缩基本稳定在每日 1 或 2 次。现在患者病情稳定，体力恢复，精神乐观，已恢复正常工作和生活。

【按语】本病患者一般病情多缠绵难愈，时轻时重，反复发作，可长期服用本方。

☯ 宽胸散结汤（刘统峰方）

【组成】全当归 13g，北沙参 16g，杭白芍 16g，全瓜蒌 16g，薤白头 13g，广郁金 13g，血丹参 16g，醋延胡索 13g，炒枳壳 13g，苦桔梗 13g，炒酸枣仁 16g，焦远志 13g，云茯苓 13g，广陈皮 13g。

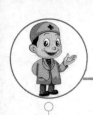

【用法】水煎服，每日1剂。

【功效】理气活血，安定心神，养益心君，宣肃肺气，宽胸散结。适用于心损血瘀，气亏阴伤，气滞痰阻而致的心绞痛、冠心病、心肌炎及心律失常等。症见胸闷空虚，心区作痛，心悸气短。失眠多梦，乏力易汗，大便干秘，舌苔薄白，布散瘀点，脉象沉细涩，或有结代等。

【方解】中医认为气血是心脏跳动的能量，是物质基础。心脏之疾必是心质损伤，心损的实质乃是气血的不足。气不贯血，心失濡煦，则弛缩无力，气滞则血瘀迅至，诸症多端。今用沙参、当归、白芍养血滋阴，续脉活血，同时借白芍舒平肝木，其气条达，扩张冠状动脉，使之阴和阳布，此为"肝气通则心气和"也（〈薛氏医案〉）。瓜蒌、薤白配郁金是瓜蒌薤白汤方义，能宽胸化痰，通阳疏郁，使百脉通泰；丹参、延胡索行瘀活血，推陈致新；枳壳、桔梗宣通胸膈，肃降肺气，交通心肺，吐故纳新，确保清旷之区氧气盈和，促进心脏康复；远志性味辛温属阳，酸枣仁性味酸敛属阴，两药相配，使阳开阴合，益心补气，养心补血，化瘀祛浊，安心神，能使心动过缓者升，心动过速者降，可收双向调节之功；云茯苓、陈皮调整脾胃功能，以资生化之源。本方总以祛邪扶正，标本兼顾，振兴功能为治则，使之补不恋邪，行不伤正，方药中正平和，临床适用于治疗冠心病、心绞痛、心肌炎，以及心动过缓、心动过速等病症的常用方。经反复印证，效验确灵。

【加减】心动过速久不止者加柏子仁、牡蛎、龙眼肉；心动过缓症重者加石菖蒲、枸杞子；胸痛甚者加降香、木香。

☯ 化痰散结汤（谢永侠方）

【组成】薤白13g，瓜蒌16g，降香13g，丹参16g，三七（冲）

心脑血管病 传承老药方

3g，麦冬 13g，桂枝 6g，生山楂 16g，炒酸枣仁 16g，鹿衔草 16g，川芎 13g，赤芍 13g。

【用法】水煎服，每日 1 剂，每日分 3 次服。

【功效】活血止痛，散结宽胸。适用于冠状动脉粥样硬化性心脏病、心绞痛，属气滞痰阻血瘀证，表现为胸闷、胸痛，心慌气短，疲乏无力或下肢水肿，眠差多梦者。

【方解】化痰散结汤中瓜蒌、薤白利气宽胸，散结化痰，以祛痰浊之闭阻；降香、丹参、生山楂、三七、川芎、赤芍、鹿衔草行气活血，化瘀止痛，以通心脉之痹塞，且此方药物皆性质比较平和之品，具有活血而不伤血的特点，久服可避其弊端；炒酸枣仁、麦冬养心宁神；桂枝助心阳之布展并可通脉，使脉通痰散，胸痹可解。

【加减】眠差者加首乌藤、远志、五味子；胸闷属气滞者，可加檀香、乌药、枳壳；痰湿重苔厚腻者，加半夏、厚朴、木香、陈皮；偏阳虚怕冷，四肢不温者，加制附子，并重用桂枝；水肿较显著者加茯苓；血瘀而胸前区刺痛者，再加琥珀、桃仁、红花；肝肾不足者加杜仲、桑寄生。

【按语】胸痹之证常见，治胸痹之方亦多。有张仲景的瓜蒌薤白白酒汤，枳实薤白桂枝汤诸方，后有王清任的血府逐瘀汤，近有冠心 I 号方等。若辨证准确，用之均有良效。我们临床观察，胸痹或心痛患者中以胸阳不振，痰阻浊闭，阴乘阳位及心脉瘀阻患者最多。而这两者多相互并见，只是偏盛不同而已。故综合古今论述及自己临床体会，草拟化痰散结汤作为治疗胸痹心痛之主方。临床凡病机属痰浊闭阻、心脉不通者，咸以此方加减，甚为得心应手。另外，凡病胸痹者，均非短时所成，而有一个较长的发生发展，由轻到重的过程。因此，除急证应迅速止痛外，大多应守法守方常服，才能除去病根，有彻底治愈之望。故此方择药多着眼于长远，不图速效，而求远期疗效。方中之药，性较中和，且加入养阴养血之品，防止

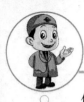

偏颇出现弊端。经临床众多患者验证，只要辨证准确，用药得当，剂量合适，用之皆可收较理想疗效。

☯ 调理脾胃汤（谭建平方）

【组成】何首乌、山楂、葛根、山药各 18g，太子参、黄芪、丹参各 28g，五味子、郁金、泽泻、大枣各 13g。

【用法】水煎服，每日 1 剂，每日 2 次，早、晚分服。10 日为 1 个疗程。

【功效】健脾益气，调理脾胃。适用于冠心病。

【方解】调理脾胃汤中重用太子参、黄芪，以健脾益气；辅以丹参、郁金，以化瘀行气；用泽泻、何首乌、山楂，以填精、消食、降浊。临床用之，补而不滞，通而不泻，故可获得较好的治疗效果。

【加减】气滞血瘀者加柴胡、枳壳、枳实、五灵脂；若兼有心绞痛者加徐长卿、蒲黄；痰浊甚者加石菖蒲、瓜蒌、川贝母、桔梗；血压偏高者加珍珠母、钩藤；食滞者加谷芽、麦芽、山楂、鸡内金等；心神不安、失眠多梦者加首乌藤、远志、合欢皮等。

【验案】杨某，男，57 岁。农民自述于 1 年前感觉间断性胸闷，心悸，气短，县级医院诊断为"冠心病"。长期服用"地奥心血康"及"速效救心丸"等，症状没有得到控制。近几天，自觉胸闷、心悸，气短加重，伴下肢麻木，全身无力，纳差失眠。查血压 180/100mmHg，心电图提示：窦性心律，心率 100 次/分钟，ST 段下降 0.06mV，冠状动脉供血不足。血脂检查：三酰甘油 3.33mmol/L，胆固醇 5.46mmol/L，β 脂蛋白 6400mg/L。苔薄白，脉弦细。此乃心脾两虚、气血瘀阻所致胸痹。治拟益气健脾为主，辅以活血化瘀。方用调理脾胃汤：太子参、黄芪、丹参各 28g，葛根、何首乌、山楂各 18g，泽泻、钩藤、郁金各 16g，大枣、五味子、山药各 13g，珍珠母 28g，水煎服。治疗 2 个疗程后，诸症明显改善，查血压 150/90mmHg，心电图提示：ST 段下降 0.04mV。复查血脂：三酰甘油 2.26mmol/L，胆固醇 4.37mmol/L，β 脂蛋白 4400mg/L。继服上方加减化裁治疗 3 个疗程，自觉症状消失，心电图基本恢复正常，血压趋于稳定。继用复方丹参片巩固疗效，随访半年，未见复发。

【按语】冠心病多见于 60 岁以上老年人。主要原因为年高体虚，脏腑功能衰退，导致气滞血瘀或痰湿内蕴，或水湿内停。属因虚致实、本虚标实之证。心气是推动血液流动的动力，心气健旺，才能维持心血的正常输出，因此心气虚是冠心病的发病关键。中医《医学入门》云："脾气壮则混消磨水谷以养五脏。"拟调理脾胃汤，旨在健脾益气，调理脾胃之气，以补心气之不足。

☯ 化痰开结汤（方源之方）

【组成】党参、玄参、葛根各 18g，丹参、炙黄芪各 28g，茯苓、麦冬、炒酸枣仁各 16g，白术、川芎、赤芍、桂枝、制附子、白芷、石菖蒲、远志、桔梗、红花、炙甘草各 13g，细辛 3g。

【用法】水煎服，每日 1 剂，每日 2 次，早、晚分服。服药期间，嘱患者保持精神愉快，生活规律，饮食宜清淡，戒烟酒，不劳累。

【功效】益气壮阳，开结化痰，养阴安神，活血化瘀。适用于冠心病。

【方解】化痰开结汤按本虚标实之病机而设，集天王补心丹、生脉散、四君子汤、冠Ⅱ号方等诸方于一方，壮心阳，扶心气，理痰除湿，活心活血，标本兼顾，扶正祛邪。方中，四君子汤填充心脾之气亏，益脾补气；桂附振奋心肾之阳，除水湿，消阴寒；红花、丹参、川芎、赤芍活血化瘀，葛根解肌、除项强背沉重，药理研究证明，此五种药物有

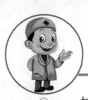

扩张冠状动脉血管、增加冠状动脉血流量的作用；玄参、麦冬、酸枣仁、远志、石菖蒲、茯苓安神养阴；白芷、细辛辛温，温寒化饮，并有一定的止痛效果；桔梗为舟楫之剂，能载诸药上浮，又具化痰作用。诸药共奏壮阳益气、开结化痰、化瘀活血、安神养阴之功。

【加减】小便不利、尿频者，上方加车前子（包）28g，泽泻16g，竹叶3g；考虑到心脏和胃的相邻关系，80例患者在用药上，均加健胃药，如焦三仙各16g，陈皮6～13g。胸闷痰多、纳差者，上方去玄参、麦冬，加焦三仙各16g，陈皮、制半夏、厚朴各13g；阴虚阳亢型患者，上方去桂枝、附子、川芎、白芷，加生地黄、龙骨、牡蛎各18g。

【验案】杨某，女，59岁。于2002年11月23日就诊。刻诊：胸闷气短，心悸，时有针扎样疼痛，遇寒或劳累后就会加重，多梦失眠，汗出，肢体乏力，舌质淡，苔白，脉细涩。心电图提示：①窦性心律；②左心房负荷稍增加；③左侧下壁心肌供血不足。经辨证，用原方，每日1剂，水煎服。服药3剂，体力增加，精神好转，胸闷缓解，无明显不适。方药即效，勿须更弦易辙，治法仍守原方，再服5剂，病情明显好转。后守法守方，用化痰开结加减20剂，精神气力增加，胸闷胸痛消失，夜能安卧，二便和调，舌质淡红，苔薄白，脉转和缓。复查心电图：①窦性心律；②心电图正常。停药观察10周，病未复发，临床治愈。

☯ 滋阴复脉汤（庞晓英方）

【组成】太子参28g，党参28g，丹参28g，苦参28g，麦冬16g，五味子13g，当归13g，瓜蒌皮16g，薤白13g，茯苓16g，炒酸枣仁16g，琥珀（吞服）28g，三七9g。

【用法】水煎服，每日1剂，每日分3次温服。

【功效】活血益气，宣痹化痰，滋阴复脉。适用于冠心病合并心律失常。

【方解】方中党参、太子参、丹参行气解郁、活血止痛；苦参、麦冬疏肝理气、清热祛湿；当归、茯苓行气活血，疏肝解郁；酸枣仁、瓜蒌皮柔肝而缓急止痛；五味子、薤白泻火祛湿，其疏肝解郁之功更显著。诸药伍用共奏疏肝解郁、行气活血、清热利湿之功效，用于治疗冠心病、心律失常等疗效显著。

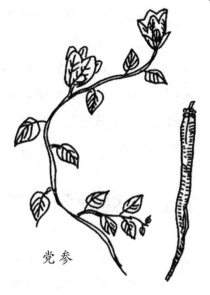

党参

【验案】何某，男，64岁，工人。胸闷胸痛病史3年，已确诊为冠心病。近1年来胸闷、胸痛、心悸加重，自觉心慌难忍，心电图提示室性期前收缩呈二联律。先后两次在省、市医院住院，经用"心律平"、"慢心律"、利多卡因等抗心律失常药物治疗效果不佳，遂邀中医诊治。查：肥胖，血压正常，心脏扩大，心率90～100次/分钟，律不齐，频发期前收缩，呈二联律，未闻及病理性杂音，肝脾不大。症见：胸痹、胸痛，动则加剧，面色少华，神倦乏力，心烦少寐，舌暗淡，苔腻，脉细弦而结代。辨证为气阴两虚，痰瘀痹阻，心脉不畅。治法：活血益气，宣痹化痰，滋阴复脉。方用滋阴复脉汤。水煎服，每日1剂。

连服3周，精神转好，胸闷胸痛缓解，心悸减轻。复查心电图示，室性期前收缩明显减少，每分钟10次以下。唯感夜间睡眠差、心烦、饮食不振。原方加知母13g，川芎13g，取酸枣仁汤之意，提高养血调肝安神、滋阴清热除烦之力；再加白术11g，砂仁9g，以运脾化湿。守方进退2个月余，胸闷胸痛动悸基本消除，脉律恢复正常，心电图复查完全正常。后以丹参、人参、苦参、三七等份研末，胶囊装服，每日早、晚各服 2 粒。追踪至今已 5 年，未见复发，复查心电图完全正常。

【按语】冠心病乃本虚标实之证。本虚为心脾肝肾亏虚，标实为寒凝、气滞、血瘀、痰阻，导到痹遏心阳、阻滞心脉。胸阳痹阻则胸闷胸痛，心脉阻滞、脉气不畅则脉来结代而不规则。自拟滋阴复脉汤治疗冠心病并心律失常，取得满意疗效。

☯ 益气健脾汤（石中山方）

【组成】红参 13g，黄芪 28g，麦冬 16g，丹参 16g，红花 6g，郁金 13g，炒酸枣仁 16g，桂枝 6g，全蝎 4g，淫羊藿 16g，川芎 13g，煅牡蛎 18g，炙甘草 5g，山楂 16g，干地龙 6g，葛根 18g。

【用法】每日 1 剂，水煎服，分早、晚 2 次内服。饭后温服。

【功效】温阳益气，通络活血。适用于冠心病。

【方解】方中红参、丹参、黄芪益气解郁、活血止痛；麦冬、红花疏肝理气、清热祛湿；郁金、桂枝行气活血，疏肝解郁；全蝎、干地龙活血化瘀，祛风止痛；酸枣仁、山楂和胃生津；牡蛎、川芎清热化瘀；淫羊藿、葛根固肾健脾；甘草调和诸药。诸药伍用共奏疏肝解郁、行气活血、清热利湿之功效，用于治疗冠心病等疗效显著。

【验案】李某，男，52 岁，工人，2004 年 1 月 21 日来医院就诊。患者胸闷、胸痛，活动后加剧 3 年，加剧 1 个月。

近 3 年来患者胸闷、心悸、胸痛反复发作，省级医院诊断为冠心病心绞痛、陈旧性心肌梗死，采用西药治疗，时轻时重。近 1 个月来又发胸闷、胸痛、心悸、气促，且活动及上楼时加重，平时背部、下肢呈游走性疼痛，畏寒，冷汗自出，四肢乏力，但饮食一般，二便正常。舌质暗红，脉细。血压 100/60mmHg。一般情况可，双肺呼吸音清，心界不大，心率 82 次/分钟，律齐，无杂音，其余正常。心脏彩色 B 超示：①冠心病，陈旧性侧壁心肌梗死；②少量心包积液；③左心室舒张功能减退。诊断：胸痹心痛。中医辨证为阳气亏虚，瘀血阻络。上药 10 剂后复诊，患者诉胸闷、胸痛、气促、畏寒等症均觉好转，但近日睡眠不佳，查舌质暗红，苔薄，脉缓。方药对症，疗效已显，故辨证及治疗法则同上，用上方加首乌藤 18g，每日 1 剂，再服 10 剂而告愈。

【按语】本例患者属心肾阳气不足之证，气血迟滞，导致痹阻心胸则胸闷、胸痛。患者形寒畏冷、手足不温、舌质暗红、脉细，此乃阳气不足、气血瘀滞的表现；病发时冷汗自出，说明患者阳气虚甚，大有欲脱之势。故急当以红参、淫羊藿温补真补阳；而黄芪、桂枝、煅牡蛎助红参、淫羊藿温阳益气，固脱救逆；麦冬、炒酸枣仁安神养心；干地龙、全蝎、葛根通络祛瘀；红花、丹参、川芎、郁金化瘀活血；炙甘草、山楂健脾益气，调和诸药。全方合用，共奏益气养心、温阳活血、通络止痛之效，故临床疗效明显。

益气回阳汤（田文方）

【组成】熟附块 6g，生晒参（另煎）6g，丹参 9g，炙远志 3g，全瓜蒌 11g，陈胆南星 3g，制半夏 5g，炒陈皮 5g，清炙草 3g，干菖蒲 9g，炒枳壳 5g，炒竹茹 5g，生香附 9g，砂仁（后下）3g。

【用法】每日 1 剂，水煎服，每日 2 次，早、晚各 1 次。

【功效】养心通络，益气回阳，兼化痰湿。适用于冠心病。

【方解】方中熟附块、生晒参泻火养阴，养心通络；炙远志、陈胆南星益气回阳；全瓜蒌、半夏清热化瘀；陈皮、干菖蒲行气清热；丹参、砂仁、甘草健脾益气；生香附、竹茹、砂仁活血化瘀。诸药合用扶正祛邪，养心通络。

【验案】吴某，女，56 岁，教师，1984 年 9 月 28 日来医院就

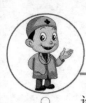

诊。患者胸闷、胸痛3周，加重3天。

来医院就诊：3周前因游泳着凉后感冒，咽痛、鼻塞，胸痛、背痛，反射至左肩部，劳动走路加剧，每次持续数分钟至半小时，呈闷痛、胀痛，伴有心悸，服药后只能控制几个小时，过一会又复发。2天前胸痛加重，出冷汗，晚上8点症状大大加重，伴昏厥、大便失禁而被送到急诊。心电图示：窦性静止，结性心律，心率40次/分钟，膈面心肌梗死可疑。用异丙肾上腺素、阿托品、硝酸甘油等西药治疗。现症：胸痛、胸闷，神志尚清，但有时恍惚，偶或谵妄，痰多，泛恶。舌质暗，舌苔黄腻，脉虚弦，呈屋漏象。中医诊断：真心痛（冠心病、心肌梗死可疑，窦性静止，结性节律）。辨证为：心气虚弱，心阳衰惫，痰湿中阻，络脉痹滞。用上药5剂。医嘱：卧床，绝对安静休息，保持大便通畅。

二诊（10月2日）：胸闷隐痛缓解，痰多，胃纳少馨。苔黄腻较化，脉虚弦，屋漏象好转，重按乏力。血压126/76mmHg，心率52次/分钟，呼吸20次/分钟。治法：温阳益气，通络养心。处方：生晒参（另煎）6g，熟附块6g，丹参9g，炙远志3g，全瓜蒌11g，陈胆南星3g，制半夏5g，炒陈皮5g，清炙草3g，干菖蒲9g，炒枳壳5g，生香附9g，砂仁（后下）3g，香谷芽11g。3剂。

治疗结果：中西药治疗月余，病情稳定，后一直门诊治疗。2年后已能正常上班。

【按语】本病例患者十分危机。中医《素问·平人气象论》曰"如屋之漏"，《难经·十五难》云"如水之下漏"，《四诊抉微》云"如残漏，良久一滴"。说明其脉象的特点：①脉来极慢，是迟脉的败象；②间歇不匀，是结脉的延续。其机制是心阳衰惫，命门火衰，脾气欲绝，脉气衰败，气血运行无力。故用回阳汤加味回阳救脱，并以化痰宽胸、活血通络相配伍，幸得转危为安。

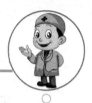

第二章
心绞痛

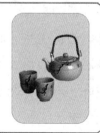

☯ 活血化瘀方（徐建欣方）

【组成】全瓜蒌16g，薤白16g，旋覆花13g，半夏16g，厚朴11g，枳壳11g，甘松16g，檀香13g，丹参28g，桂枝13g，延胡索11g。

【用法】水煎服，每日1剂，每日分2次服。

【功效】旋转胸中大气，通阳宣痹。适用于冠心病心绞痛。

【方解】活血化瘀方取薤白、瓜蒌、半夏、甘松、桂枝辛温通阳，宣痹化痰；厚朴、枳壳、檀香理气行滞，以畅胸廓；丹参、延胡索、旋覆花化瘀活血，止痛通络。方中薤白、瓜蒌量宜重，可用至28g。尤其薤白一味，辛而不燥，散结通阳，功效尤殊。

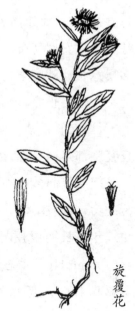

旋覆花

【加减】心阴不足，心烦少寐，怔忡不安者，加生地黄、玄参、麦冬、五味子、首乌藤以滋养心阴；气阴两虚，心悸气短，胸痛隐隐者，加生脉散以益气养阴；兼气滞于胸，胸闷而痛，嗳气腹胀者，加郁金、炒莱菔子以疏肝理气；心阳虚甚，背冷畏寒，手足欠温者，加附子、干姜、炙甘草以温阳强心；心气不足，气短乏力，胸闷隐痛，活动易发者，加党参、黄芪、黄精、茯苓以补益心气；心血亏虚，面色无华，心悸失眠者，加当归、熟地黄、阿胶、酸枣仁以滋补心血；兼痰饮上泛，咳唾痰涎，口黏纳呆者，加茯苓、陈皮、枇杷叶、海蛤壳以蠲痰化饮；兼瘀血阻痹，胸痛如刺，甚或彻背者，加毛冬青、当归、川芎、赤芍、红花、桃仁以活血化瘀；血脂高者，加决明子、山楂、何首乌、红鸡冠花以软脉降脂；心绞痛发作频繁，舌质紫黯或有瘀斑者，加血竭、琥珀、丹参、冰片，共研细末冲服，以抗凝消瘀，防止血栓；兼寒凝血脉，胸痛剧烈，唇甲黯紫者，加大附子、桂枝用量以逐寒通痹，或冲服良荜散（高良姜、荜茇、延胡索、酸枣仁、丹参、炙甘草各 28g，冰片 3g，研细末，每服 3g，每日 3 次）；血压高者，加代赭石、钩藤、牛膝以平肝潜阳，属气虚甚者之原发性高血压，还可加黄芪 60g；如猝然心痛，痛急难缓者，多属冠状动脉痉挛所致，加龟甲、鳖甲、白芍、地龙、全蝎以息风解痉，通络止痛。

【验案】吕某，女，58 岁，工人。1999 年 6 月 4 日来医院就诊。反复胸部疼痛 1 年余，近半年来胸闷气短，疼痛，心悸呈压榨性，于夜间或晨起多次加重，每次含服硝酸甘油 0.6mg 即能缓解。伴神疲乏力，四肢不温，舌质黯红苔薄白，脉沉细。有原发性高血压病史 5 年，长期服用异山梨酯、硝苯地平、阿司匹林等药。现血压 150/90mmHg，动态心电图显示：心绞痛发作时 $V_3 \sim V_5$ 导联 ST 段下移 0.1mV。西医诊断：原发性高血压 Ⅱ 期并发冠心病心绞痛。中医辨证：胸痹心痛。系胸阳不展，心脉痹阻所致，治当宣痹通阳，旋转气机。俾大气一布，阴霾自散，痹结开通，心痛自止。处方：薤白 28g，全瓜蒌 18g，半夏 13g，桂枝 16g，甘松 11g，旋覆花 13g，檀香 13g，厚朴 11g，枳壳 11g，延胡索 16g，丹参 28g，黄芪 28g。5 剂，水煎服。二诊（6 月 10 日）：夜间心绞痛发作消失，四肢转温，但晨起仍有发作，舌质黯，脉沉弦。原方去桂枝、甘松，加川芎、郁金各 13g，再进 5 剂，患者心痛未作。继续治疗 1 个月余，心绞痛完全缓解。随访半年，未再发作。

☯ 清瘀抗栓汤（杜长欣方）

【组成】生黄芪 16g，生晒人参 10～16g，丹参 16g，全当归 13g，延胡索 13g，川芎 13g，广藿香 12～18g，佩兰 10～16g，陈皮 13g，半夏 13g，生大黄 6～13g。

【用法】水煎服，每日 1 剂。

【功效】活血益气，利湿化浊，清瘀抗栓。用于心肌梗死急性期及恢复期患者，能够促进梗死组织愈合，保证心功能，改善生存质量，延长寿命。

【方解】清瘀抗栓汤中人参、黄芪并用，具扶正生肌益气之功。因为心肌梗死发病时，心之气血骤然受阻，须立即运用行气益气、通瘀活

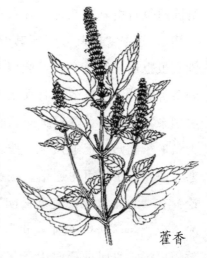

藿香

血、抗栓生肌之品；当归、丹参并用，具养血调气之力，使气血各有所归，即所谓"归所当归"者；延胡索、川芎并用，进一步增强理气止痛、化瘀抗栓通脉之效。陈皮、藿香、佩兰、半夏、大黄合用，是该方标本并治、通补兼施的体现，藿香性味辛微温无毒，芳香辟秽，祛浊化湿，且具醒脾和胃之功；佩兰性味苦辛温无毒，有祛浊化湿而止痛之效；配以陈皮理气和中，治疗浊阻尤好；至于方中半夏之用，取其降逆止呕之力，方中大黄之用，既可以通瘀化浊阻又可推陈出新，即取其"祛瘀生新"之效。纵观全方，选药精当，

配伍合理，将药合用，共奏扶正益气生肌、行气活血止痛、化瘀抗栓通脉、祛湿化浊、通腑降逆之功。

《局方》论中，就提出了可治"四时不正之气"。陈皮、半夏理气和中，降逆止呕，治疗浊阻尤好，《本草纲目》对陈皮本有可治"途中心痛"之语，张仲景亦早有"呕加半夏"之训。大黄之用，实为妙笔，功在祛瘀生新。

清瘀抗栓汤中人参以用生晒参或红参为好，津液亏损者可用西洋参。薛立斋云人参为"补气良药"，帅气之力既强，血之运行当可改善。当归的有效成分之一阿魏酸钠更有改善红细胞变形性能力及清除超氧自由基的功能。徐灵胎《本经百种录》称当归为"补营之圣药"，根据"损其心者调其营卫"的理论，血虚当补，血滞当通。党参虽也用，但他个人经验以为党参平补且作用和缓，似不能与生晒参等温补益气之效同日而语。张洁古称黄芪乃"疮家圣药"，《名医别录》亦谓可"逐五脏间恶血"，确具补气生肌之功。丹参补血之力虽逊于当归，但通瘀之力强于当归，丹参宜于偏热，当归宜于偏寒，两相配伍，可得通治。延胡索为止痛行气之要药，《雷公炮炙论》有"心痛欲死，速觅玄胡"之说，李时珍也有"妙不可言"之喻。现代药理研究亦证实川芎抗血小板聚集功能尤好，玄胡得此，效用更彰。心肌梗死时由于气血骤阻，气机不畅，升降失司，脾失健运，湿浊上泛，阻遏胸阳，故而可见苔腻脉滑，纳呆呕恶，大便干结之症。痰湿浊阻不除，胸阳之气难以恢复，特别强调冠心病心绞痛及心肌梗死患者的舌象观察。大多数患者，舌质黯，苔厚腻，甚至出现黑燥苔。藿香、佩兰合用，有醒脾和胃、辟秽利湿之效，四时均可用。

【加减】舌黯瘀血重者，可加莪术13g，水蛭11g，赤芍11g；脉结代者，可与复脉汤或保元汤进退；心功能不全者，可温阳利水，加北五加皮3～6g；卧不安者，可加酸枣仁28g，首乌藤28g。低血压状态甚而休克阳脱者，可同时服用生脉四逆汤加肉桂；舌红口干五心烦热者，可加石斛 28g，玄参 16g，麦冬 11g，沙参 13g，生地黄 13g；汗出较多者可加山茱萸 11g，五味子 13g，黄芪加至 28g；七情不畅、胸闷胁胀者，可以四逆散、柴胡疏肝散进退应用；心痛剧时，可嚼服苏合香丸，或于方中加细辛 3～6g，三七粉 3g 冲服；大便不畅或干结者，可加桃仁 13g，火麻仁 13g；已通畅者，可改用番泻叶 13g 泡当茶饮。

【验案】何某，女，68 岁，退休人员。来医院就诊：1998 年 12 月 17 日。主诉因自觉心悸胸闷，劳累后更为明显，最近几天心前区放射性疼痛而就诊。患者 7 月突发前间壁心肌梗死。目前服用辛伐他汀、肠溶阿司匹林、阿替洛尔等药。刻下心电图示：ST 段 Ⅱ、Ⅲ、V_5 压低，R 波 V_1 大于 V_2、V_3，T 波 V_1～V_5 倒置，V_6 低平。患者口干、口苦，自觉口中燥热、腹胀，大便偏干，舌质紫黯，舌苔黑燥厚腻，脉弦滑。心律齐，双肺呼吸音清，腹软，肝脾不大，双下肢不肿。中医诊断：胸痹（痰浊血瘀型）；西医诊断：急性前间壁心肌梗死恢复期。治则：理气宽胸活血，清热利湿化痰。施以处方：广藿香 11g，佩兰 13g，石菖蒲 13g，炒薏苡仁 16g，草豆蔻 13g，川大黄 6g，全瓜蒌 18g，薤白 18g，半夏 13g，川黄连 13g，枳壳 13g，大腹皮 13g，甘草 13g，延胡索 13g，川芎 13g，丹参 16g。水煎服，每日 1 剂，共服 6 剂。二诊：1998 年 12 月 26 日，服上方 6 剂后，大便 2/d，溏薄，有时有肠鸣，腹胀较前减轻，未有心绞痛发作。心悸、胸闷症状亦自觉减轻。舌质黯，苔黄略腻，舌中心仍有黑燥厚苔（较前减少 3/5），脉沉滑。心率 74 次/分钟，律齐，双肺清。心电图 ST 段 Ⅱ、Ⅲ、V_5 压低较前改善，R 波 V_2、V_3 振幅稍增。处方：广藿香 18g，佩兰 13g，石菖蒲 13g，炒薏苡仁 18g，草豆蔻 13g，川大黄 6g，全瓜蒌 28g，薤白 18g，半夏 13g，黄芩 13g，枳壳 13g，大腹皮 13g，甘草 13g，生黄芪 13g，川芎 13g，丹参 16g，水煎服，每日 1 剂，共服 6 剂。三诊：1999 年 1 月 4 日服上方后症减，无心绞痛发作。腹胀明显减轻，大便通畅，偶有便溏，舌质黯，苔近正常，脉沉滑。心率 74 次/分钟，律齐。双肺清，心电图检查同二诊时。处方：全瓜蒌 16g、薤白 16g、半夏 13g、枳壳 13g、黄芩 13g、藿香 16g、佩兰叶 13g、石菖蒲 13g、厚朴 13g、川大黄 6g、玫瑰花 13g、桃仁 13g、红花 13g、丹参 16g、川芎 13g、生黄芪 16g，水煎服，每日 1 剂，服 6～12 剂。中医认为，湿为阴邪，易阻遏气机，损伤阳气，且湿性重浊、黏滞，祛浊利湿要一鼓作气，既要祛内湿，亦要除表湿，以使无留存之地，以利恢复气机，助复阳气。从这个病例可看出，陈可冀教授治疗心肌梗死遣方用药均是在愈梗通瘀汤基础上据证变通。本病例以祛浊利湿、活血化瘀为治疗大法，痰湿去则阳郁得解，胸阳自振，故临床疗效甚佳。

☯ 养阴除烦汤（李和方）

【组成】麦冬 30～60g，人参 9～11g，五味子 6～11g，当归 9～28g，石菖蒲 9～16g，知母 20～28g。

【用法】水煎服，每日 1 剂。

【功效】适用于心绞痛，冠心病，病机为元气虚衰、虚火内生、心脉痹阻者。症见胸痛胸闷，憋气懒言，心悸气短，神倦乏力，心烦失眠，常易汗出，面色潮红，烦劳则甚。

【方解】养阴除烦汤中麦冬、人参、五味子为生脉散，载于金·李杲《内外伤辨惑论》，原书谓："脉者，元气也。人参味甘，补元气，泻火热。麦冬性味苦寒，补水源，而清燥金。五味子之酸以泻火。"是中医治疗热伤元气、汗出不止、脉虚数之主方。笔者根据多年经验，改变了原方用量之比，重用麦冬，甘寒补心肺胃之阴而润燥清热，善补心气而不燥，清心火除烦热，生胃津且润肠燥，并可利水，故心气虚衰，或气虚血瘀化水，大便秘结，不论舌脉如何，必重用之以复脉益气，化瘀利水，通便润肠。人参甘温能大补元气，强心复脉，然其性偏燥，用之不当可致虚火亢盛，而见心烦面赤，故用量偏轻，须配麦冬。五味子益气生津，其性酸敛，以防心气耗散。补气勿忘调血，元气虚衰易致血瘀，配当归既能补血，又能通脉活血，并可通便润肠，本药具有较好的抗心律失常作用。气

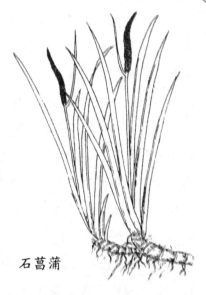

石菖蒲

虚津不化而成湿，石菖蒲辛温芳香，能化浊醒脾，善开心窍，《本草纲目》谓之能治"心痛卒死"。元气亏虚可致虚火内生，使心不主令，伍以知母降火清心，通脉活血，除烦养阴。诸药合用，具有大补元气，除烦养阴，通脉活血，通便利水的作用。

【加减】气阳俱虚，症见虚汗频频，四肢不温，舌淡脉微，血压降低加炮附子 12～16g，炙甘草 9g，回阳救逆；心痛甚者，加降香 13g，郁金 16g 祛瘀通络；心律失常之频发室性期前收缩加苦参 16g，香橼皮 11g，白头翁 18g，疏郁清热；心动过速加黄连 16g，栀子 16g 清热宁心；失眠多梦，烦躁不安加生地黄（先煎）30～60g，百合 28g，清心养阴安神；心力衰竭，尿少憋喘者加葶苈子 30～60g，桂枝 6～13g，王不留行 9～11g，车前子 16g 化气行水。

【验案】陈某，男，59 岁，工人。1997 年 6 月 30 日初诊。患者阵发性心前区胸痛、胸闷、憋气 7 年。患者 7 年前因阵发性胸骨后疼痛被医院诊为冠心病心绞痛，3 年前曾发生急性心肌梗死，近半年心绞痛频繁发作，每日 1 或 2 次，每次约 10 分钟，晨起活动或劳累时加剧，服硝酸甘油及异山梨酯有效。发作时胸痛彻背，胸闷憋

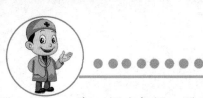

气，汗出气短，平素心悸神疲，体倦乏力，情绪失调，失眠多梦，舌淡苔薄黄，脉虚。心电图：Ⅱ、Ⅲ、aVF病理性Q波，$V_1 \sim V_3$ T波倒置，ST段下移0.5mV。辨证：元气亏虚，心脉痹阻，虚火内扰。治以大补元气，通脉降火，方用益心汤加味：人参13g、麦冬60g、五味子13g、石菖蒲16g、知母18g、当归16g、百合60g、郁金16g、降香13g。水煎服，每日1剂。连服12剂后，心绞痛发作明显减少，数日偶发1次，胸痛、胸闷明显减轻，体力增强，心悸、失眠、烦躁等症基本消失。心电图：$V_1 \sim V_3$ ST段恢复至等电位线，V_3 T波正常，$V_1 \sim V_2$ T波倒置。改服益心口服液20ml，每日3次。

【按语】冠心病心绞痛之基本病机为本虚标实。本虚者，胸阳不振，失于温煦，致运血无力，心脉痹阻；标实者，气滞痰阻，寒凝血瘀，致胸阳不宣，心脉挛急。前者类似西医冠状动脉硬化性心脏病，后者与冠状动脉痉挛疼痛相似。但总的病理机制关键在于胸阳不振，机枢痹结。中医认为，胸为阳位，是为清旷之地，设若离照不足，阳气不展，不但万物不长，且阴霾亦易乘其阳位，蔽集清空。致机枢痹结，络脉不通，而发心痛之疾。正如喻嘉言所云："胸中阳气如离照当空，旷然无外，设地气一上，则窒塞有加，故知胸痹者，阳气不用，阴气上逆之候也。"近代医家任应秋也说："由于心的功能首先是主阳气，其次是血脉。因而发生病变，亦首先是阳气方面的亏虚，其次才是血脉方面有所损害。"因此，胸阳不展，机枢痹结，是引起冠心病心绞痛的主要病理基础和关键。

针对上述病机，确立了通阳宣痹，旋转胸中大气的基本治法。盖通阳宣痹，可使瘀阻、硬化之心脉得以畅通；旋转大气，可使积于胸中之阴逆诸邪散去。"大气一转，其气乃散"（《医门法律》）。心脉得荣，血络畅通；绌急得解，挛痛可止，则冠心病之痛自可缓解。此不治痛而痛自止，不化瘀而脉自通，决非简单的活血化瘀法可比。然而，在运用本法同时，还要根据疾病发展变化，针对出现的多种

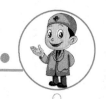

兼夹之症，随症加减，灵活变通，不可执一方而通治之。

☯ 升陷解毒汤（刘必利方）

【组成】知母 13g，黄芪 16g，桔梗 5g，升麻 5g，柴胡 5g，党参 11g，山茱萸 16g，三棱 13g，益母草 16g。

【用法】每日 1 剂，水煎取 300ml，每次 150ml，分早、晚 2 次服。

【功效】升陷解毒、活血利水。适用于难治性心绞痛。病机大气下陷、血瘀络阻。症见胸闷胸痛、气短乏力、或兼下肢水肿，舌淡黯质嫩或舌紫，脉沉弱、左寸尤甚。

【方解】中医药理研究，黄芪补气升阳，且为"疮家圣药"能托毒扶正，为君药；张锡纯言："大气者以元气为根本，以水谷之气为原料，以胸中之地为宅窟。"故以党参健脾补后天大气之本，山茱萸补肾充先天大气之源，共为臣药；柴胡、升麻、知母、桔梗 4 味既能升举清阳，又能解毒理气，且防补益药物之温燥，三棱、益母草 2 药通脉化瘀利水，以上 6 药共为佐使。

【加减】气阴两虚加西洋参 13g，麦冬 13g，五味子 13g，五加皮 2g；痰湿偏盛加半夏 13g，全瓜蒌 28g，薤白 18g。瘀血重可加莪术 11g；血压升高、失眠可加生龙骨、生牡蛎各 28g，适当减少柴胡用量。

【验案】何某，女，78 岁，退休人员。患冠心病心绞痛 14 年，2001 年 8 月 24 日在省级医院冠状动脉造影见：行右冠状动脉经皮冠状动脉腔内形成术加支架置入术，回旋支远端钝圆支经皮冠状动脉腔内形成术。术后不久又有心绞痛。左前降支（LAD）全程可见斑块，左回旋支（LCX）狭窄 80%～95%，右冠状动脉（RCA）狭窄 50%～90%。2004 年 7 月 26 日在某医院行冠状动脉旁路移植术

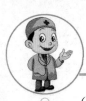

（AO－SV－OM3、AO－SV－OM4），现术后 3 个月，心绞痛复发 1
个月。目前心绞痛每日发作 2 或 3 次，乏力，大便畅，舌嫩红、苔
白润，左寸脉弱。中医诊断：胸痹（气虚血瘀），治疗：常规西药治
疗基础上以升解通瘀汤加味。2002 年 12 月 13 日：升陷解毒汤加西
洋参 13g，五味子 13g，麦冬 13g，莪术 13g，赤芍 28g，全瓜蒌 28g，
薤白 13g，枳实 13g，半夏 13g，7 剂，水煎服，每日 1 剂，分早、
晚 2 次服。12 月 19 日复诊：药后胸痛未发，偶发胸闷，面色明润。
上方去枳实，加茯苓 16g，薏苡仁 28g，14 剂，水煎服，每日 1 剂分
早、晚 2 次服。1 月 3 日：胸痛，胸闷 21 天未发，继用上方随症加
减，连续服用。至 2006 年 12 月随访，胸痛、胸闷一直没有复发，
乏力基本消失，精神佳。

☯ 益气养阴汤（程益春方）

【组成】黄精 16g，黄芪 18g，何首乌 16g，淫羊藿 16g，当归
11g，丹参 18g，红花 13g，郁金 13g，川芎 13g，全瓜蒌 16g，薤白
11g，甘草 6g。

【用法】水煎服，每日 1 剂，每日 2 次，早、晚各 1 次。

【功效】适用于心绞痛心阳不足，气阴两虚证。症见胸闷而痛，
心慌气短，自汗，乏力，舌质暗，少苔，脉沉细无力。

【方解】中医认为老年冠心病除具有气滞、血瘀、痰浊阻滞、不
通则痛的表现外，更兼气血阴阳亏虚之本虚，尤以心气、心阳不足
为主，中医治疗时除理气、化痰、祛瘀、祛其实邪外，更应着眼于
老年正衰，固其本虚。益气养阴汤以温阳益气，益心养阴为主，兼
以理气活血化痰，祛邪而不伤正。实验证明黄芪、淫羊藿、黄精等
能提高人体功能，提高心肌收缩力，扩张血管；丹参、红花、瓜蒌、
郁金、川芎等能扩张冠状动脉，增加血流量，改善微循环，改善对

缺氧的耐受性。

【加减】大便干燥者，以瓜蒌仁易全瓜蒌，加火麻仁 9g；大便不实者，以瓜蒌皮易全瓜蒌，加炒白术 11g；若胸闷痛明显者，加佛手 11g，檀香 3g，枳壳 11g；兼肾阳不足者，加附子 6g，肉桂 9g；心阴虚明显者，加麦冬 11g，五味子 9g，百合 11g；心血不足者，加炒枣仁 11g，龙眼肉 9g。

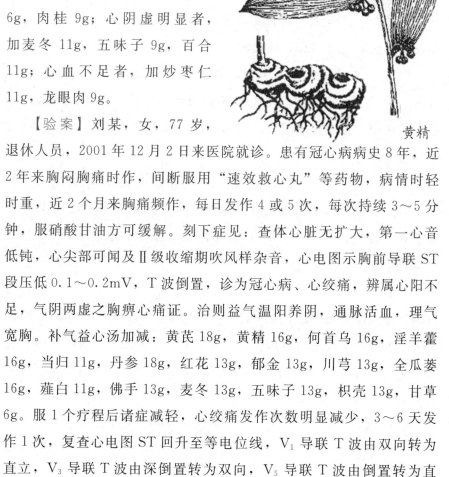

黄精

【验案】刘某，女，77 岁，退休人员，2001 年 12 月 2 日来医院就诊。患有冠心病病史 8 年，近 2 年来胸闷胸痛时作，间断服用"速效救心丸"等药物，病情时轻时重，近 2 个月来胸痛频作，每日发作 4 或 5 次，每次持续 3～5 分钟，服硝酸甘油方可缓解。刻下症见：查体心脏无扩大，第一心音低钝，心尖部可闻及 II 级收缩期吹风样杂音，心电图示胸前导联 ST 段压低 0.1～0.2mV，T 波倒置，诊为冠心病、心绞痛，辨属心阳不足，气阴两虚之胸痹心痛证。治则益气温阳养阴，通脉活血，理气宽胸。补气益心汤加减：黄芪 18g，黄精 16g，何首乌 16g，淫羊藿 16g，当归 11g，丹参 18g，红花 13g，郁金 13g，川芎 13g，全瓜蒌 16g，薤白 11g，佛手 13g，麦冬 13g，五味子 13g，枳壳 13g，甘草 6g。服 1 个疗程后诸症减轻，心绞痛发作次数明显减少，3～6 天发作 1 次，复查心电图 ST 回升至等电位线，V_1 导联 T 波由双向转为直立，V_3 导联 T 波由深倒置转为双向，V_5 导联 T 波由倒置转为直立。以本方加减续服 1 个疗程后诸症消失，复查心电图正常。

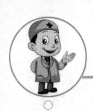

补肾助阳汤（李志云方）

【组成】淫羊藿 16g，桑寄生 16g，女贞子 18g，补骨脂 16g，川牛膝 16g，丹参 28g，三七粉 3g，檀香 16g，川芎 11g，当归 11g。

【用法】水煎服，每日 1 剂，每日 2 次，早、晚各 1 次。

【功效】适用于心绞痛血瘀肾虚，心脉痹阻证，其症胸闷胸痛，气短乏力，心悸失眠，后背部有紧缩感，烦躁不安，食欲缺乏，二便调，舌质紫暗有瘀斑，脉虚涩。

【方解】补肾助阳汤方中桑寄生肾气平补，淫羊藿、补骨脂助阳补肾，女贞子滋阴补肾，川牛膝补肾通经，丹参、川芎、当归、三七活血化瘀，檀香止痛理气。将药合用，共奏益气补肾、化瘀活血、理气止痛之功效。

【加减】气虚者，加黄芪、白术、党参；瘀血甚加桃仁、红花、川芎、三棱、莪术；高血压者加钩藤、天麻、决明子；心律失常者加龙骨、牡蛎、远志、甘松；心力衰竭者加车前子、泽泻、茯苓、合欢皮。

【验案】刘某，女，74 岁，工人，2000 年 12 月 7 日初诊。患者因胸闷、心慌伴胸痛、乏力 1 周初诊。既往有高血压病史 15 年。1 周前因劳累及心情不畅后出现胸闷、心慌加重，气短乏力，胸痛不适向后背部放射，持续 5～8 分钟。主要表现：胸闷胸痛，心悸失眠，后背部有紧缩感，烦躁不安，食欲缺乏，二便调，舌质紫暗有瘀斑，脉虚涩。心电图：T 波在 Ⅱ、Ⅲ、AVF、$V_{4\sim6}$ 倒置，ST 段在 $V_{4\sim6}$ 下移 0.14mV。血压：195/85mmHg。西医诊断：冠心病心绞痛，高血压病。中医诊断：胸痹心痛（肾虚血瘀，心脉痹阻）。治以益气补肾，活血化瘀，通络止痛。上方加黄芪 28g，砂仁 13g，首乌藤 28g。服 3 剂后胸闷、胸痛等症状改善，心悸气短、乏力等症状好转，仍烦躁不安。上方再加生龙骨 28g，生牡蛎 28g，继服 6 剂，诸症改善明显。以上方加减服用 25 剂后诸症消失，心电图大致恢复正常。

【按语】老年人普遍存在着生理性肾虚，且生理性肾虚存在血瘀，而疾病过程中所出现的肾虚也存在血瘀。瘀血不行，阻滞心脉，心脉不通，故见胸闷、胸痛。肾虚必兼血瘀，瘀血又加重肾虚，肾虚与血瘀并存，肾虚为本，瘀血为标。因此，在治疗老年冠心病心绞痛的过程中应以补肾益气、活血化瘀为主。冠心病心绞痛属中医"胸痹心痛"范畴。老年冠心病心绞痛是一种常见病、多发病，虽然病位在心，但与肾有密切关系。肾虚是人体衰老的重要原因。《素问·阴阳应象大论》指出："年六十，阴痿，气大衰，九窍不利，下虚上实。"《素问·藏气法时论》指出："肾虚者，虚则胸中痛"。肾为先天之本，内藏元阴元阳，肾阳虚则心阳不振而阴寒自生，寒凝则血瘀，血运不畅，不通则痛；肾阴不足则心之阴血耗损，阴血亏虚不能滋养心脉，心脉失养而发胸痛。现代研究也证实，人体衰老的实质是肾虚。

☯ 冬藤安神汤（邓铁涛方）

【组成】忍冬藤 11g，青竹茹 11g，川石斛 9g，百合 9g，远志 9g，茯苓 9g，炒酸枣仁 9g，瓜蒌皮 11g，生郁金 9g，炒山楂 9g，丹参 6g，羌活 2g，六一散（包）11g。

【用法】水煎服，每日 1 剂。

【功效】养心安神，化湿清热。用治胸痹。

【方解】中医认为，本病是现代人的多发病，主要是对欲望少有节制，不知持满养精，不知克制心神，一味损耗真阴。心血亏虚，心脉失养，不荣则痛，出现胸闷且痛、气短心烦。随着生活水平的日益改善，饮食不节，嗜酒肥甘，造成脾胃损伤，运化失健，生湿

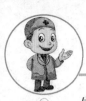

生痰，久郁化热，湿热内蕴，阻遏胸阳，心脉不畅，出现胸痛、胸闷、心悸、背部酸胀。治以养心安神，化湿清热，使气血调和，则胸痹可愈。

【加减】心脾血虚，伴有腹胀纳差，脾胃虚弱者，原方加入焦谷芽 9g，炒麦芽 9g，建曲 9g，以健脾和胃，鼓舞中气；气虚甚者加入党参 6g，生黄芪 6g；心肾不交，腰酸腰痛，腿软无力，失眠多梦，心肾两虚者，原方加入川续断 9g，杜仲炭 11g，柏子仁 9g，莲子心

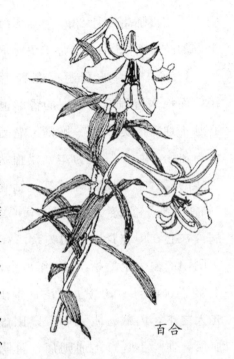

百合

9g，以协调水火，交通心肾；胸闷疼痛突出，气机受阻较重者，原方加入檀香 2g，乌药 6g，薤白 2g；更甚者，再加服苏合香丸，以宽胸理气；肝胆火盛，伴有头晕耳鸣，肝阳上亢者，原方加入钩藤 9g，杭菊花 9g，生石决明 18g；心肝火盛者，加服牛黄清心丸，以清心平肝。

☯ 涤痰祛瘀方（王清任方）

【组成】丹参 11g，藿香、紫苏梗、半夏、瓜蒌、石菖蒲、竹茹各 13g，郁金 9g，旋覆花、枳壳、泽泻各 6g。

【用法】水煎服，每日 1 剂。

【功效】涤痰祛瘀为辅，芳香化浊为主，以达胃和心安。用于痰浊阻滞型冠心病心绞痛。

【方解】涤痰祛瘀方中选用藿香、紫苏梗芳香化浊；半夏、瓜蒌

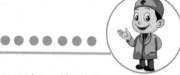

化痰开胸；石菖蒲、竹茹化痰和胃；丹参、郁金活血理气；旋覆花、枳壳理气化浊；泽泻佐使利小便，使湿有去路。

【加减】下肢水肿者，加猪苓11g，大腹皮、大腹子各13g；大便干结者，加火麻仁16g，川厚朴、桃仁、杏仁各13g；妇人伴肝郁者，加绿萼梅11g，玫瑰花13g；气血阴阳两虚者，加生脉散，或加黄芪16g，当归13g；阴寒胜者，加制附子、桂枝各13g；原发性高血压阳亢者，加钩藤13g，决明子18g，蒺藜11g。

【验案】胡某，67岁，男，干部，汉族。2001年6月23日来医院就诊。主要症状：胸部闷痛呈阵发性3年，近3个月加重，伴心慌心悸，倦怠乏力，食欲缺乏，偶有头痛头晕，寐差，舌暗苔白，脉结代。既往患原发性高血压13年，心电图诊断：①窦性心律。②频发室性期前收缩。③心肌缺血。长期服用异山梨酯片、硝苯地平片、"开博通片"等西药治疗，效果不佳，欲配合中药治疗。辨证：痰瘀互结，心脉痹阻。治以芳香化浊，通络宁心为主。用涤痰祛瘀方基本方，随症加入桂枝、钩藤各13g，决明子18g，蒺藜11g。服药5剂，胸部闷痛减轻，心慌心悸好转。连服40剂后，复查动态心电图：心肌缺血改善，室性期前收缩由4154次降至502次。临床症状已经好转。

温经散寒汤（周寿云方）

【组成】赤芍16g，瓜蒌9g，川芎16g，丹参18g，郁金16g，延胡索18g，生山楂18g，广地龙16g，桂枝9g，细辛4g，荜茇9g，黄芪18g，淫羊藿18g，生水蛭粉4g。

【用法】水煎服，每日1剂，早、晚分服。

【功效】本方是治疗冠心病心绞痛的基本方，用于痰瘀交结、正气亏虚、本虚标实之证。见胸闷不适，时发心前区疼痛，或放射至

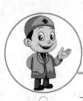

左肩、左臂，伴疲乏无力，气短懒言，心慌自汗，唇绀舌暗，脉细涩或结代等。本病患者一般病情多缠绵难愈，反复发作，时轻时重，可长期服用本方。

【方解】温经散寒汤中以黄芪益气生肌，恢复心肌细胞活力；淫羊藿助阳补肾，上煦心阳以通血脉，祛瘀滞，为治本之药。赤芍、川芎、丹参、郁金、延胡索、山

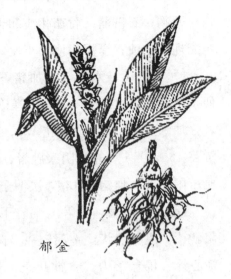

郁金

楂、广地龙活血祛瘀，止痛通脉；瓜蒌一味，散结豁痰，理气宽胸；桂枝、细辛、荜茇辛香通脉温经，宣阳通痹，能止顽痛，以治其标。现代药理学研究已证实，上述药物多数具有扩张血管、改善微循环、增加冠状动脉血流量、改善心肌血供、抑制血小板黏附聚集等作用。

【加减】若病情严重，属气虚阳脱，心阳不振，肾阳衰微，症见四肢厥冷，面色苍白，冷汗淋漓，舌质胖淡或黯紫，脉微欲绝者，宜急用四逆汤以回阳救逆，或急服人参粉、独参汤，或在原方内加红参9g，五味子9g，制附子16g，干姜9g，肉桂6g；若本病急性发作，剧痛难忍，瘀血痰浊闭塞心窍者，急用苏合香丸开窍醒神，待剧痛缓解后再施原方；若证属阴虚阳亢，或血压偏高，见烦热、口干、心悸、头晕、耳鸣者，可减去温经散寒之桂枝、细辛、荜茇和温肾助阳之淫羊藿，而加生地黄18g，黄连9g，茺蔚子16g，首乌藤18g；若血压偏低，见气短、虚弱无力、脉沉细、舌质淡嫩等阴虚气脱之象者，则减去桂枝、细辛、荜茇加生脉散。

【验案】齐某，女，60岁，农民。曾于1993年9月因胸闷、心痛气憋、心悸、心慌不安住院治疗。西医诊断为冠心病，心绞痛。心电图示室性期前收缩，二联律。超声心动图示：24小时期前收缩

心脑血管病 传承老药方

2700 多次。几年来，先后经多家医院住院治疗，用药无数，均未见明显好转。1997 年 6 月 13 日来医院就诊，症见胸部窒闷、疼痛，憋气，心中难受，心悸怔忡，有恐惧感，脘痞纳呆，神疲体倦，面色晦黯，舌黯淡，苔白腻，脉结代，期前收缩频发（为二联律）。中医诊断：胸痹、怔忡。证属脾肾阳虚，心神不宁，寒滞血瘀。施以补脾益肾，通脉温经，养心安神之法。药用温经散寒汤加减。处方：党参 18g，炒白术 9g，黄芪 18g，淫羊藿 18g，五味子 9g，当归 9g，广地龙 18g，苦参 18g，桂枝 9g，生地黄 18g，首乌藤 18g，制附子 9g，炙甘草 6g，水煎服。

第二诊（6 月 20 日）：用药 1 周后，患者自觉胸部窒闷疼痛减轻，期前收缩次数明显减少，食量增加。上方又服 15 剂，胸痛未作，期前收缩每日 6 次左右。经过 1 个月的治疗，患者诸症状消失，情绪稳定，患者自述几年来病情从未出现这样的好转。而后连续服药半年多，期前收缩基本稳定在每日 1 或 2 次。现在患者病情稳定，体力恢复，精神乐观，已恢复正常工作和生活。

☯ 益气保元汤（罗宏方）

【组成】黄芪 16g，西洋参 13g（或党参 16g，或太子参 18g），麦冬 16g，五味子 13g，黄精 16g，赤芍 16g，川芎 13g，丹参 16g，檀香 13g，砂仁 13g，桂枝 6g，炙甘草 13g。

【用法】将药物用水 900ml 浸泡半小时，文火煎取 200ml；第 2 煎加水 700ml 取汁 200ml；两煎药汁兑匀，分 2 次于早、晚饭后 1.5 小时温服，每日 1 剂。

【功效】养阴生津，益气保元，通络活血。适用于气阴两虚兼血瘀证的胸痹（冠心病心绞痛）。症见乏力气短，自汗盗汗，口干心烦，胸闷隐痛，失眠多梦，舌质偏红或有瘀血斑点，舌苔薄白，脉

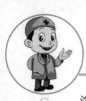

沉细数无力或结或代。

【方解】益气保元汤由保元汤、生脉散、丹参饮、四物汤四方加减化裁而成。保元汤保其元气，助阳益气，阴长阳生，有回生之功。中医《名医方论》中说："人知火能克金，而不知气能胜火；人知金能生水，而不知气即是水。此义惟东垣知之，故曰参、芪、甘草，除烦热之圣药。"说明阴血津液赖以气化蒸腾而输布全身，荣养心脉脏腑。生脉散生津益气，养阴清热，敛肺止汗，使脉得气充，血运畅顺。丹参饮止痛理气，活血通络，以治心胃疼痛。黄精、赤芍、川芎有四物之义，具有补血养阴，活血祛瘀功效。方中人参大补元气，生津宁神，调荣养卫；麦冬养阴润燥，止渴生津，清心除烦，二药共为君药。黄芪补中益气，升阳固表，护阴生血；黄精益气补脾，生津润肺，养血益精；丹参功同四物，补血活血，除烦凉血；檀香活血理气，利肺调脾，宽胸开胃，上四味为臣药，助君养血补气，除烦生津，通络活血。赤芍、川芎为对药，有活血祛瘀、通络止痛作用，赤芍清血中瘀血，川芎行血中之滞，止痛功卓；五味子生津敛阴，固元摄精，除烦宁心；砂仁醒脾理气，宽中和胃，疏畅气机，上四味佐君臣活血通络，敛阴宁心，疏畅气机。炙甘草补益心气，调和诸药，桂枝助心阳调营卫，行达十四经络，引诸药直达病所而为使药。诸药保元益气，生津养阴，通络活血，使心气得复，心血得养，得宁心神，畅顺气机，瘀化血活，脉络通达，恢复心主血脉、心主神明的正常功能。

【加减】失眠多梦、阴虚火旺明显者，可选加炒酸枣仁、柏子仁、知母、百合、女贞子、远志、生地黄、石菖蒲、龙齿、龟甲（胶）、合欢皮、首乌藤等；心悸怔忡、阴虚痰热明显者，可选加前胡、瓜蒌、川贝母、沙参、天花粉、百合、生地黄、竹沥等药，或配以黄连温胆汤以清痰热；自汗盗汗、卫表不固明显者，可选加山茱萸、白芍、龙骨、牡蛎、生地黄、百合、煨刺猬皮、金樱子、枸杞子等。心绞痛血瘀征象明显者，可选加郁金、延胡索、制乳没、三七、瓜蒌、薤白、炮穿山甲、急性子等；心功能不全血瘀水停明显者，可选加红花、桃仁、益母草、葶苈子、云茯苓、冬瓜皮、大腹皮、猪苓、泽泻、车前草（子）、生麦芽、生香附等；低血压综合征、传导阻滞、心动过缓、阳气虚弱明显者，可选加淫羊藿、补骨脂、干姜、附子、徐长卿、红参、枳壳、鹿茸、益智、青皮等。

☯ 温补肾气汤（白丽君方）

【组成】制何首乌 18g，淫羊藿、当归、丹参各 16g，山茱萸 6g，怀牛膝、瓜蒌、薤白各 13g，麦冬 11g。

【用法】水煎服，每日 1 剂。

【功效】适用于心绞痛冠心病。

【方解】温补肾气汤中淫羊藿辛甘而温，功专"补命门，益精气，坚筋骨，利小便"（《本草备要》），温阳补肾为君药；制何首乌、山茱萸、怀牛膝填精补肾固涩为臣药，且制何首乌药性不寒、不燥、不腻，诚为滋补良药；麦冬养阴清心益肾，当归、丹参活血补血养心，瓜蒌、薤白理气化痰宽胸，诸药共为佐使。全方温而不燥，补而不腻，散敛结合，标本兼顾。

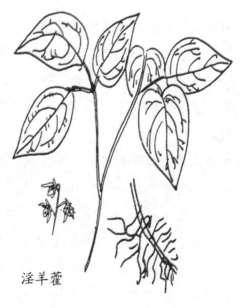

淫羊藿

【加减】合并窦性心动过缓，合用麻黄附子细辛汤［麻黄 6～13g，制附子（先煎）6～16g，细辛 3～13g，桂枝 13g 等］通阳散

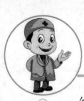

结；合并室性期前收缩加苦参 18g；合并心功能不全者加炒葶苈子、黄芪各 28g，鲜生姜 13g；若睡眠欠佳者加酸枣仁 28g，远志 13g；合并原发性高血压者合用钩藤散〔天麻、钩藤各（后下）16g，黄芩、菊花各 13g 等〕；合并糖尿病加天花粉 16g；合并高脂血症加生山楂、决明子各 16g。

【验案】李某，女，67 岁。2002 年 11 月 8 日来医院就诊。患者有冠心病 10 余年，8 年前并发心肌梗死，并有糖尿病 15 年。近 2 年来反复出现胸痛、胸闷、心慌、气短等症状，常服异山梨酯、地尔硫䓬及中药等，症状时轻时重反复无常。2 周前因劳累而致上述症状加重，胸痛、胸闷发作次数频繁，持续时间较长，休息和含药均难以改善。遂收住某大医院治疗。行冠状动脉造影检查示"冠状动脉多支病变"，已经不适宜施行经皮腔内冠状动脉成形术（PTCA）和旁路移植术手术，只能以内科非手术治疗。住院期间静脉滴注硝酸甘油、极化液、口服异山梨酯、卡托普利、肠溶阿司匹林等，并皮下注射胰岛素以控制血糖。住院 2 周来病情难以控制，咳嗽、起坐、小便等轻微活动即诱发心绞痛，每日心绞痛发作 10 多次，每次持续 7～8 分钟，伴有夜间阵发性呼吸困难。家属特邀中医会诊。症见胸痛、胸闷、难以平卧、倦怠乏力、气短、汗出、纳呆、面色㿠白、无华，舌质淡黯有齿痕、苔白腻，脉芤、重按无力。心电图示"冠状动脉供血不足，陈旧性下壁心肌梗死"。西医诊断：冠心病心绞痛（不稳定型），心功能 IV 级；非胰岛素依赖型糖尿病。辨证为：肾气亏虚，痰瘀互阻。治疗温补肾气为主，佐以化瘀祛痰。用温补肾气汤加味治疗。处方：淫羊藿、丹参、当归各 16g，制何首乌 18g，山茱萸 6g，黄芪、炒葶苈子各 28g，鲜生姜、瓜蒌、薤白、怀牛膝各 13g，麦冬 11g。每日 1 剂，水煎早、晚分服。服药 5 剂后，胸痛、胸闷明显改善，心绞痛发作次数减少为每天 3 或 4 次，汗出止。继服 7 剂，已无心绞痛发作，平地行走等活动无心绞痛发作，精神体力明显好转，夜间阵发性呼吸困难消失，患者要求出院调养。上方去葶苈子，加天花粉 16g，坚持服药 1 个月余，除走路快时或上楼梯有气短外，余无明显不适。血糖控制在正常范围，停用胰岛素，改口服格列齐特 80mg，每日 2 次。中药上方间断服用 2 个月余，随访 1 年病情稳定。

☯ 理气和气方（贾宝玲方）

【组成】丹参 28g，黄芪 28g，葛根 28g，水蛭 13g，瓜蒌壳 16g，薤白 13g，檀香 13g，山楂 16g。

【用法】水煎服，每日 1 剂，每日分 2 次服。

【功效】用治心痛胸痹。

【方解】理气和气方中黄芪是补气良药，较之党参作用更强，而且善补胸中大气，大气壮旺，则气滞者行，血瘀者通，痰凝者化，此即"大气一转，其结乃散"之谓。因此，临证不仅对气虚表现明显者要用黄芪，且对血瘀气滞、痰瘀阻碍者，也常以黄芪配伍他药同用，可增加疗效。阳虚明显甚则加用附子、桂枝。中医认为附子乃补肾升阳第一要药，能下补肾阳益火，中温脾阳健运，上助心阳以强心。治疗冠心病时配合黄芪、麦冬等药，则作用持久，相得益彰，且少辛热燥烈之弊端。治疗常用三类相辅相助之品，一类是助阳益气药，如附子、黄芪等；一类是理气活血通心脉之药，以调血行，诸如丹参、水蛭、檀香、佛手、郁金、山楂之属；再一类是升行胸阳、祛痰之物如葛根、瓜蒌、薤白、半夏等。对于胸痛频发较剧时则以通络活血、宣痹定痛为主，痛甚时加用细辛，细辛具温通、升发、辛散之功，且疏散之力颇大，尤其对于痰瘀交结，浊阴弥漫，借细辛辛散温通之力，更有相得益彰之功。

【加减】阴虚者加太子参、天冬、麦冬；阳虚者加附子、肉桂、

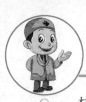

桂枝；痰甚加茯苓、川贝母、法半夏；痛甚加制川乌、细辛；气郁加佛手、郁金。

【验案】刘某，男，67岁。自述心悸、心绞痛15年余。现感心慌、心痛阵作，胸闷憋气，动则心慌，行走困难，自汗，面浮而苍白，形体肥胖，食欲、睡眠正常，二便调，舌淡胖嫩有瘀斑，苔薄白而滑，脉结代。心电图检查示：室性期前收缩，Ⅱ、Ⅲ、$V_4 \sim V_6$ 之 ST 段下降 0.1mV。中医诊断：胸痹。治则：化瘀活血，心阳温通。方药：黄芪 28g，丹参 28g，葛根 28g，水蛭 13g，瓜蒌壳 11g，薤白 16g，檀香 13g，桂枝 13g，制附子 13g，细辛 4.5g。水煎服，用上方加减治疗 1 个月余，患者心慌心悸大为缓解，胸闷心痛消失，心电图转为正常。随访 1 年未见复发。

【按语】心绞痛患者，多为年高心气自虚，阳气虚衰，心阳不振，运血无力，而导致血瘀；加之阳气虚衰，失于温煦、宣畅之功，而导致胸痹心痛。故治则为化瘀活血，心阳温通。所用方药即为基本方加上附子、桂枝、细辛等通阳辛温助阳之品。

中医认为气血为人之根本，贵在流通，所以无论属实属虚，均应配合运用理气活血药。其中，丹参专入心经，不论虚实寒热均可用；郁金、檀香行气宽胸活血；水蛭乃破血逐瘀之品，小剂量用之对于冠心病的心脉瘀阻甚为有效。冠心病虽多表现为心气不足，但阴阳互根，心气久虚，未有不致亏虚心阴，故用麦冬、太子参滋阴补气，以宣心胸之阳而补心之气阴。痰浊每与瘀血气滞等病因交结不解，乘胸阳不振而痹阻心脉，可瓜蒌薤白合用，瓜蒌滑利甘寒，涤痰宽胸散结利气，薤白性味辛滑，通阳最捷，散结下气，两药合用使痹结散而阳气得宣。加用法半夏、茯苓，燥湿化痰，和中理气。痰为阴邪最宜温化，故配用桂枝、细辛等通阳辛温之品助之。胸阳得复、气化有力则湿浊难以停聚，既可断生痰之源，又可促血液运行，使气机通畅，血行有常，痰湿浊邪就会随气血通畅而逐渐涤散。

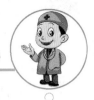

☯ 宽胸理气汤（赵刃方）

【组成】黄芪、太子参各 18g，人参、薤白各 13g，瓜蒌、丹参、赤芍各 16g，甘草 5g。

【用法】水煎服，每日 1 剂，每日分 3 次服。

【功效】活血化瘀，宽胸理气，益气强心，行气止痛。

【方解】冠心病属中医"胸痹"范畴，其病机为本虚标实，心脉不通，气虚血瘀，心血瘀阻为发病的主要病机。改革以来随着人们生活水平的提高，过食膏粱厚味，导致心脉瘀

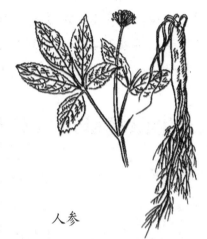

人参

阻、缺血，心失所养。宽胸理气汤由人参、赤芍、黄芪、丹参、瓜蒌、薤白等药物组成，具有宽胸理气，化瘀活血，止痛行气，强心益气等作用，人参具有扩张冠状动脉，提高心肌收缩力，改善心肌供血状况，提高机体耐缺氧能力，抗动脉粥样硬化等作用。瓜蒌、丹参、薤白、赤芍有理气宽胸、化瘀活血作用，能明显改善胸闷、心绞痛症状。黄芪能抑制血小板聚集，增加钠排出量，并能利尿降压，加强心肌收缩力，稳定缺血心肌膜，对心肌细胞缺血缺氧有直接保护作用。丹参具有降低血黏度、降脂等作用。宽胸理气汤能够治疗冠心病心绞痛，起到抗心肌缺血的作用。

【加减】气短乏力等症状重者加黄芪、太子参至 28g，胸闷、胸痛甚者加桃仁 13g，三七粉（冲服）3g。

【验案】胡某，男，69 岁。省级人民医院心电图提示：心肌供血不足，心绞痛常于晚间发作，每次发作持续 8～12 分钟，每次发

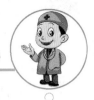

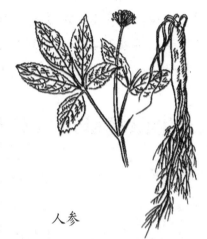

第二章

心绞痛

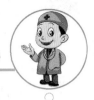

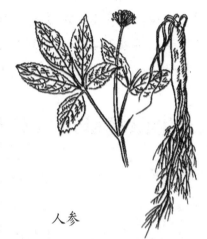

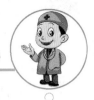

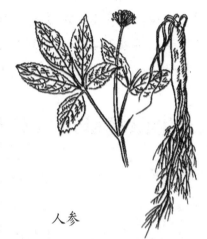

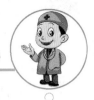

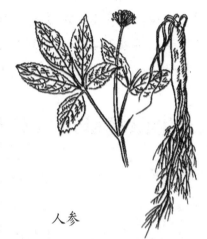

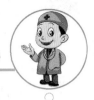

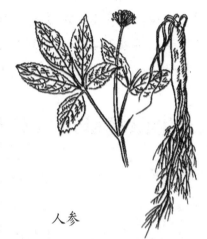

055

作时心前区心悸、疼痛，放射至左上肢麻木、疼痛，口唇发绀，反复间断发作，病程 7～8 年。服用过异山梨酯、复方丹参片、速效救心丸等药物，症状暂时缓解。患者前来中医门诊求治，见其舌质淡、舌体胖大、舌边尖有瘀斑，脉沉细无力。辨证属气虚血瘀型，用宽胸理气汤加减治疗。方剂组成：人参、薤白各 13g，黄芪、太子参各 18g，瓜蒌、丹参、赤芍各 16g，甘草 5g，每日 1 剂，水煎服。连服 2 个月，症状基本好转，心绞痛未见发作。上方继续加减变化，作巩固性治疗 5 个疗程，未见复发。心电图检查基本恢复正常。

☯ 生津复脉汤（杨少山方）

【组成】黄芪 15～28g，太子参 15～28g，麦冬 16g，五味子 6～13g，丹参 16g，川芎、红花各 16g，杜仲、首乌藤、山茱萸各 10～16g，女贞子 16g，玉竹 13g，三七（冲服）16g，陈皮 13g，砂仁 6g，炙甘草 6g。

【用法】水煎服，每日 1 剂，每日 2 次，早、晚分服。

【功效】益心阴补心气，补肾阳滋肾阴。用治心绞痛。

【方解】生津复脉汤中太子参、麦冬、五味子有益气复脉生津之效；黄芪乃补气良药；炙甘草补心益气兼有调和诸药之效；杜仲温阳补肾；首乌藤补肝益肾，益精益血；山茱萸为平补肝肾阴阳之要药；女贞子主补中，安五脏，养精神，除百疾；陈皮、砂仁健脾和胃理气，使补而不滞。中医研究证明，太子参、麦冬、五味子有正性肌力作用，提高冠状动脉血流量，改善心肌供血，调整心肌代谢，降低耗氧量，改善微循环；首乌藤有强心作用，能降低动脉粥样硬化的形成；山茱萸能减少胆固醇吸收；女贞子有强心及提高机体免疫力作用；玉竹与太子参配伍，能减少心绞痛、改善心肌缺血；黄芪与丹参合用，起着协同作用，能有效地降低血小板的凝集，降低血黏度，提高血流量；丹参、川芎、红花能扩张冠状动脉，改善微循环及血液流变学指标。仲景有心痛病机"阳微阴弦"论，治疗"责其极虚也"。气为阳，故上焦阳虚，气虚无力推动营血，则血脉瘀滞，气血不通，故胸痹而痛；而上焦宗气虚，进一步可致下焦阳气虚衰，从而出现肾阳虚证候。故治疗上温补元阳，可使宗气泉源不竭，是本方立意所在。又患者多为七十以上的老人，多肝肾阴虚，故用首乌藤、女贞子类，又有"阴中求阳"之意。全方补心养气益心阴，滋肾阴补肾阳以治本，化瘀活血通络止痛以治标。

【加减】睡眠欠佳者首乌藤加至 28g，酸枣仁 13g。

【验案】齐某，男，68 岁。患者 3 个月前因发作心前区疼痛、胸闷，伴心悸，时有头晕，以冠心病心绞痛住院治疗半个月，之后常服"地奥心血康"、"消心痛"等药，近三天因劳累后情绪不佳诱发左侧胸痛，来诊时以心前区疼痛为主，伴心悸，气短，腰酸乏力，睡眠欠佳，食欲缺乏，二便尚可，舌淡暗苔白，脉沉细弱。查：血压 120/80mmHg，心电图示：窦性心律，心率 60 次/分钟，律齐，ST 段 $V_4 \sim V_6$ 导联水平压低 0.1~0.2mV，T 波倒置，心肌酶谱无异常。中医诊断：气阴两虚型胸痹；西医诊断：劳力性心绞痛。治以补益心肾法，佐以化瘀活血之品。药用：太子参 28g，麦冬 16g，五味子 13g，黄芪 16g，杜仲 16g，山茱萸 16g，女贞子 16g，首乌藤 28g，丹参 16g，川芎 13g，红花 13g，三七（冲服）1.5g，玉竹 13g，陈皮 13g，砂仁 6g，酸枣仁 16g，首乌藤 16g，炙甘草 6g，每日 1 剂。2 周后心电图显示：窦性心律，心率 65 次/分钟，律齐，ST 段 $V_4 \sim V_6$ 导联水平压低 0.05~0.1mV，T 波双向。继服上方至 1 疗程，复查心电图大致正常。半年后随访未发作。

☯ 活血祛瘀方（马云翔方）

【组成】麦冬 9~16g，人参 6~9g，丹参 12~24g，五味子 3~

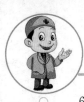

6g，三七粉（冲服）1.5～3g，川芎 6～9g，炙甘草 6g。

【用法】水煎服，每日 1 剂，每日 2 次，早、晚分服。

【功效】活血祛瘀，益气养阴，调理气机。适用于心绞痛。

【方解】中医有气为血之帅，血为气之母，气血相依，互为根本。活血祛瘀方中人参味甘温肾补气，味甘补阴，微苦补阴。李东垣说："人参

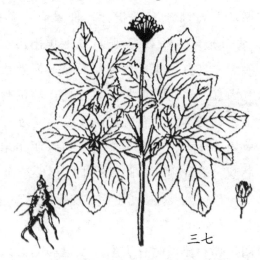

三七

为补血者，盖血不能自生，须得生阳气之药乃生，阳生则阴长，血乃旺矣。"人参补益作用较强故为主药。方中麦冬性味甘寒补心阴，五味子酸温益心气，酸甘化阴。正如张德裕在《本草正义》中言："人参能养阴而清虚火，今用之阴虚有火，配合养阴宁心的麦冬，收敛肺气的五味子，三药同用，气阴并补。"丹参化瘀活血，止痛通脉，佐以三七、川芎加强化瘀活血之力。炙甘草既助人参补气，又可调和诸药。

【加减】如脾失健运、纳呆、大便不实或便溏，加炒白术 13g，茯苓 11g，山药 13g；如血滞为瘀胸闷痛如刺，加郁金 13g，五灵脂 13g；如阴气、阴血不足，心脉失畅，脉结代合炙甘草汤。对于口干、手心热、舌质偏红、脉细数，偏于阴虚者，上方加沙参 16g，酸枣仁 15～28g；对于舌有齿印、脉细弱，偏于气虚者，加黄芪15～28g。

【验案】高某，女，65 岁，因胸闷、胸痛 5 年，因劳累加重。患者 3 年前出现胸闷，心前区阵发性隐痛，持续 6～9 分钟能自行缓解，每日 5～8 次，遇冷遇累易发。上 3 层楼则出现胸闷、心悸、气

心脑血管病 传承老药方

短。伴神疲、乏力，面色无华，时感头晕，舌质红，苔少，脉细弱，医院多次检查心电图示 ST-T 缺血性改变。长期应用异山梨酯、肠溶阿司匹林、"氨酰心安"，病情时轻时重。入院查体：体温 37.2℃，脉搏 110 次/分钟，血压 120/80mmHg（16/10.7kPa），心界向左下扩大，心率 110 次/分钟，律齐，心尖区闻及 4 级吹风样收缩期杂音，传导不明显，肝脾不大。心电图示：Ⅰ、aVL、V_5、V_6 导联 ST 段压低 0.05～0.1mV，T 波低平，倒置，动态心电图示有缺血性 ST、T 改变。双肺呼吸音清，未闻及干湿啰音，血清胆固醇 7.8mmol/L，三酰甘油 3.0mmol/L，入院后常规服用"消心痛"、阿替洛尔、肠溶阿司匹林、"脂必妥"，并静脉滴注极化液，每日 1 次，10 日为 1 个疗程。中医辨证为气阴两虚，心脉瘀阻，投以生脉活血方加减：人参 9g，麦冬 16g，丹参 18g，五味子 6g，三七粉（冲服）3g，川芎 9g，炙甘草 6g，沙参、黄芪各 16g，水煎服，每日 1 剂，连服 30 剂后症状消失。登 2 层楼后无胸闷、心悸、气短，复查心电图，动态心电图缺血性 ST-T 改变恢复正常，血脂降至正常，随访半年无发作。

☯ 温通心阳汤加减（朱良春方）

【组成】川朴 13g，枳实 11g，桂枝 13g，半夏 13g，丹参 11g，瓜蒌 16g，生地黄 11g，茯苓 11g，白术 13g，紫苏梗 13g，干姜 6g，炙甘草 13g。

【用法】水煎服，每日 1 剂，每日 2 次，早、晚各服 1 次。

【功效】温通心阳，疏利气机。适用于心绞痛。

【方解】川朴、枳实行气化瘀；桂枝、半夏、丹参温通心阳，活血止痛；生地黄、瓜蒌疏肝理气，清热祛湿；茯苓、白术、干姜行气活血，疏肝解郁；紫苏梗、甘草益气柔肝而缓急止痛；诸药合用

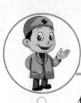

化瘀止痛，行气活血。

【验案】王某，女，在家人员，63岁，2007年3月12日来医院就诊。反复发作性心前区疼痛5年。

来医院就诊：有冠心病史10年，3年来每因劳累、寒冷、紧张而诱发心前区疼痛，向后背放散，持续3～6分钟可缓解，或含服速效救心丸在3分钟内可以缓解，每周发作1次。几天前生气后出现心

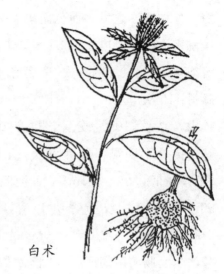

白术

前区疼痛发作频繁，每日发作3或4次，休息或含化速效救心丸可迅速缓解，伴午后双下肢水肿，夜寐欠安，醒后难以再次入睡，纳可，口苦，口干，二便调。舌淡红，苔白，脉细缓。B超示：脂肪肝。心电图示：ST段水平下移＞0.05mV，T波低平。诊断：胸痹（不稳定型心绞痛）。辨证为气滞心胸。方用温通心阳汤加减。

复诊：服药后，心前区疼痛再未发作，晨起眼睑水肿，午后双下肢水肿，双手发胀，口干口苦，夜寐稍有改善。转予温阳益气、消肿利水法。方用五苓散加味。处方：生黄芪23g，苍术、白术各11g，猪苓、茯苓各16g，薏苡仁16g，泽泻11g，川牛膝、怀牛膝各11g，桂枝13g，川朴13g，大腹皮16g，仙灵脾16g，半夏13g，丹参11g，生姜6g，炙甘草6g。连服10剂，诸症俱失。

【按语】本病例患者年过六十，胸痹心痛反复发作，年老久病，正气不足，气血不利，此次病情加重。本已气血不利，加之情志抑郁，使胸阳失展，气滞上焦，血脉更加滞塞。当务之急，舒调气机，温通心阳，使胸中气机通利，则血行流通，凝滞得散，疼痛自消。从症、舌、脉看痰浊凝结不显，用温通心阳汤，以枳实、川朴、瓜蒌、苏梗舒畅气机；桂枝温胸通阳，助气化，使津气流通；茯苓、

半夏、白术健脾燥湿，以防气机阻滞引发痰浊内停；丹参、生地黄活血养血。5剂后胸痹心痛未发，而以水肿症为重点，法则不变，方随症变，换温阳益气，消肿利水，方用五苓散加味。五苓散化气温阳，除湿运脾；加生黄芪补气行水；仙灵脾、怀牛膝温补肾气助膀胱气化；川朴、大腹皮行气以助水运；薏苡仁利湿健脾，茯苓燥湿健脾；丹参活血养血通络；生姜、炙甘草和胃消中。诸药合用，从而使阳气振奋，水湿下行。纵观全案，患者从既往每周发病1次，服药前每日发病2或3次，到治疗后近3个月未发病，水肿消退，疗效满意。

☯ 疏肝解郁汤（吴琼方）

【组成】香附 13g，柴胡 13g，川芎 16g，党参 28g，五味子 11g，麦冬 16g，赤芍 16g，蒲黄 13g，酸枣仁 28g，山楂 16g。

【用法】水煎服，每日 1剂，每日 2次，早、晚分服。

【功效】活血益气，疏肝解郁。用治冠心病心绞痛。

【方解】疏肝解郁汤由生脉散合越鞠丸化裁而来。生脉散有强心行血作用，能减慢心率，降低心肌耗氧量，增强心肌收缩力，并改善左心室顺应性，提高心排血量，改善血液循环，使高凝状态的血液趋于正常。越鞠丸能解郁行气，使郁解滞散，畅通气血，起到缓解冠状

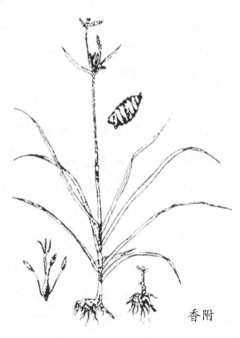

香附

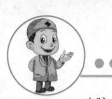

动脉痉挛的作用。方中柴胡可疏肝增强解郁作用，实验研究证实它有钙通道阻滞作用，能扩张冠状动脉，提高冠状动脉血流量；黄精养阴益气，补血而不腻，实验证明该药能提高心肌收缩力，增加冠状动脉流量，提高缺血心肌的耐缺氧能力，降低血脂，增加机体免疫力；丹参能扩张冠状动脉，增加血流量，减慢心率，提高心肌收缩力，调整心肌代谢，解除冠状动脉平滑肌痉挛，有较强的钙通道阻滞作用；蒲黄散瘀活血，可缓解冠状动脉痉挛，提高冠状动脉流量，降低血小板黏附率和聚集性，降低动脉粥样斑块形成，修复血管内皮细胞，降低血脂，具有血管紧张素Ⅱ受体抑制作用。诸药合用，能养阴益气补其心，解郁疏肝养其神，益气活血生其脉，使心脉得养，气血流通，痛自消，病自除。

【加减】舌质红、苔黄腻者加黄连；眩晕者加菊花、远志、牛膝、龙骨、牡蛎；对血脂高者宜加大山楂用量；痛剧伴畏寒者加瓜蒌、薤白、葱白、桂枝；心律失常者加生地黄、桂枝、辛夷、炙甘草；心力衰竭者加猪苓。

【验案】刘某，男，61岁。患者诉胸闷、心前区阵痛3年余，每因气恼发作，常伴有头晕目眩，全身无力，下肢水肿，心烦易怒，夜寐欠佳。患者于2003年7月13日因气恼而致胸闷加重，心前区疼痛如刀绞，有窒息感，胸前汗出，持续约25分钟，畏寒肢冷，精神不振，纳差不欲食，舌暗红，苔白，脉弦。血压150/90mmHg，心电图示慢性冠状动脉供血不足。西医诊断：冠心病心绞痛。中医诊断：胸痹。证属肝郁气滞，瘀血阻络，胸阳不振。治则解郁疏肝，化瘀通阳。方药：瓜蒌28g，薤白13g，桂枝13g，柴胡13g，香附16g，丹参28g，麦冬16g，党参28g，五味子13g，蒲黄13g，山楂16g，酸枣仁28g。服3剂后症状缓解，续服3剂。再诊时去瓜蒌、薤白、桂枝，加黄精16g。服药15剂，疼痛消失，诸症减轻，血压恢复正常，心电图好转出院。在门诊续服原方30剂，查心电图正常，随访 1 年未曾发作。

【按语】冠心病心绞痛属中医胸痹心痛范畴。其病位虽然在心，但与肝肾关系甚为密切。心主血脉，肝藏血，肝疏泄正常与否直接影响冠心病心绞痛的发生、发展。若肝失疏泄，肝气郁结，气血运行不畅，即可形成"气留不行、血壅不濡"的胸痹心痛。故以疏肝理气、活血化瘀为常用法。

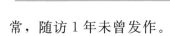 行气止痛汤（高辉远方）

【组成】郁金、瓜蒌、枳壳各 13g，生地黄、王不留行、菊花各 18g，檀香（后下）、丹参、赤芍各 16g，延胡索、炙甘草各 9g，蒲黄 6g。

【用法】水煎服，每日 1 剂，每日 2 次，早、晚分服。

【功效】行气止痛，祛瘀通脉。适用于劳力性心绞痛。

【方解】行气止痛汤中，生地黄养阴；炙甘草补中益气；丹参、赤芍、王不留行祛瘀活血而通血脉；延胡索、蒲黄化瘀；檀香、枳壳调畅气机、行气活血；郁金、瓜蒌通窍涤痰、利气宽胸；菊花代瘀清热。将药合用，共奏通脉祛瘀，止痛行气之功。

【加减】舌质紫暗、舌底脉络曲张、血瘀证明显者，酌加桃仁、丹参、红花；心悸不安者加黄连、茵陈、苦参等；心痛日久者加地龙、红毛七、五灵脂、蒲黄等。

【按语】心绞痛多为 60 岁以上的老年人，年高至元气逐渐虚损，阴津暗耗，脏器衰微，胸痹反复发作，耗气伤阴，导致病情加重。临证若单视病情，仅给予化痰、理气、温通之法，往往会加重气阴耗损。劳力性心绞痛辨证多为气阴两虚、痰瘀互结，许多患者有阴虚致热、痰热互结的现象。痰瘀阻滞心脉日久，不仅可耗散心气，亦可伤阴化热。故对胸痹气阴两虚、痰热互结之证，应治以养阴益气、清热化痰。

中医药理研究证明：丹参、王不留行、赤芍、蒲黄、延胡索、菊花能扩张冠状动脉，提高冠状动脉流量和心肌收缩力，减少外周阻力，抑制血小板聚集，降低心肌耗氧量，提高心肌能量代谢，增加心排血量；生地黄、炙甘草能提高心功能，增加机体抗缺氧能力，保护心肌；瓜蒌、檀香有较好的扩张冠状动脉和抗急性心肌缺血的作用，并能增加机体对常压或低压缺氧的耐受力；郁金对动物离体心脏有抑制作用。诸药合用，可针对冠心病的发病原因及病理进行多环节干预，因此治疗冠心病劳力性心绞痛疗效比较满意。

☯ 疏肝理气汤（邢锡武方）

【组成】川芎、蒲黄、何首乌各 16g，桃仁、郁金、五灵脂、当归、地龙、降香、枳壳各 13g，琥珀（冲服）3g，生黄芪 18g。

【用法】水煎服，每日 1 剂，每日 2 次，早、晚分服。

【功效】活血化瘀，疏肝理气。适用于冠心病心绞痛。

【方解】疏肝理气汤中川芎、郁金解郁行气，活血止痛；降香、枳壳降气散瘀活血；桃仁、红花、蒲黄、五灵脂止痛活血；地龙通络平喘利尿；黄芪、当归补气养血活血；琥珀

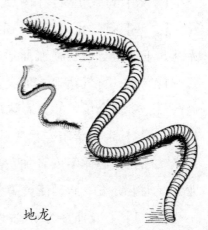

地龙

散瘀活血，安神定惊。全方散中有收，升中有降，虚实兼顾。通过临床加减，其针对性更强，效果更好。

【加减】气虚者加党参、黄芪；气滞甚者加砂仁、苍术、佛手；高血压者加钩藤、天麻、石决明；高脂血症者加泽泻、茯苓、葛根、

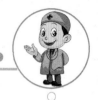

山楂。

【验案】张某，女，65岁，退休人员，2004年12月3日初诊。患者因间发胸部胀痛7年余，加重1周入院。几天前因情绪刺激后出现胸部胀痛，每次疼痛约8分钟，尤以夜间更甚。用异山梨酯、美托洛尔等药治疗效果不明显，且伴头痛剧烈、烦躁不安，舌质紫暗、脉弦。西医诊断：冠心病心绞痛型。中医诊断：胸痹心痛。证属气滞血瘀，心脉痹阻。治以理气疏肝，化瘀活血，止痛通络。予疏肝理气汤3剂后，胸闷胸痛等症状改善，仍烦躁不安。继服6剂，症状明显改善。以上方加减服20剂后诸症消失，无明显不适，心电图大致恢复正常。

【按语】冠心病心绞痛属中医"厥心痛""胸痹"范畴。其病因很多，病机是本虚标实。巢元方曰："心脉急者，为心痛引背。"精神紧张是冠心病患者心肌缺血的重要诱因。暴怒能引起冠状动脉血流量剧减，并能通过神经及内分泌引起冠状动脉收缩和水、钠潴留。肝郁气滞、气虚血瘀可使五脏之气逆乱，侵入心脏而发病。故益气活血、疏肝解郁之法，采用自拟方药治之。

☯ 益气活血汤加味（赵锡武方）

【组成】当归11g，黄芪20～60g，赤芍16g，川芎16g，桃仁13g，红花13g，地龙11g，丹参16g，炒枳壳13g，生蒲黄13g。

【用法】每日1剂，水煎服，每日分3次服，30天为1个疗程。配合静脉滴注生脉注射液以养阴益气；丹参注射液活血通络化瘀，扩张冠状血管。

【功效】适用于心绞痛气虚血瘀，胸阳不振证，其症胸背寒冷，闷痛，神疲乏力，心悸气短，动则尤甚，舌质紫暗边有齿印，苔薄白，脉沉涩。

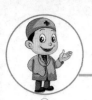

【方解】益气活血汤加味以大量黄芪补气活血，使气行则血行；当归、川芎、赤芍、桃仁、红花、生蒲黄化瘀活血，均有扩张冠状动脉，提高冠状动脉血流量，改善微循环，保护心肌及抗心律失常作用；地龙祛风通络、镇痉降压利尿；丹参活血补血，扩张冠状动脉，提高心肌收缩力，解除冠状动脉平滑肌痉挛，提高冠状动脉血流量，降低血脂。整个组方，益气活血，振奋心阳，使心气充盈，痰消瘀祛，气血调达，通则不痛，胸痹乃愈。

【加减】脾肾阳虚型加茯苓 16g，淫羊藿 13g，附子 5g；阴阳俱虚型加人参 3g，麦冬 16g，附子 13g，五味子 13g，淫羊藿 13g；胸阳不振型加瓜蒌 16g，薤白 13g，桂枝 13g；痰浊阻络型加瓜蒌 16g，薤白 13g，半夏 13g，橘红 16g。

【验案】李某，女，65 岁，1996 年 6 月 15 日来医院就诊。自诉患冠心病心绞痛 18 年，急性下壁心肌梗死 1 年。患者经常胸闷憋气，心悸难眠，心前区阵痛。常服用"消心痛""心可舒"等药物，吃药有效，病情时轻时重，每遇劳累或情志不遂等诱因而发作。此次诊前因劳累后受凉而致胸部闷痛 1 天，服速效救心丸暂时缓解，刻诊：胸背寒冷感，闷痛，心悸，乏力，动则尤甚，舌质紫暗边有齿印，苔薄白，脉沉涩。心电图示：陈旧性下壁心肌梗死，Ⅰ、AVL、$V_{2\sim6}$ 导联 T 波高耸，Ⅱ、Ⅲ、AVF 导联异常 Q 波，T 波倒置。中医诊为胸痹，证属血瘀气虚，胸阳不振，治则活血益气、宣阳通痹。拟方：黄芪 38g，党参 16g，桃仁 13g，红花 13g，川芎 11g，地龙 11g，丹参 16g，生蒲黄 13g，炒枳壳 13g，瓜蒌 16g，薤白 11g，附子 3g，桂枝 13g，淫羊藿 13g。每日 1 剂，水煎服。同时 5％葡萄糖注射液 300ml 加生脉注射液 20ml，5％葡萄糖注射液 300ml 加丹参注射液 30ml，静脉滴注，每日 1 次。经治 10 天后，患者胸闷痛减轻，心电图Ⅰ、AVL、$V_{2\sim6}$ 导联 T 波逐渐恢复正常，Ⅱ、Ⅲ、AVF 导联异常 Q 波基本消失。隔 1 周后继续滴注 1 个疗

心脑血管病 传承老药方

程，中药继服 30 天后，临床症状消失，复查心电图基本正常。

【按语】中医《医林改错》曰："无气即虚，必不能达于血管，血管无气必停留而瘀。"《金匮要略》曰："阳微阴弦，即胸痹而痛，所以然者，责其极虚也，今阳虚知在上焦，所以胸痹心痛者，以其阴弦故也。"阳微阴弦，即阳虚邪盛（指痰浊，寒邪，水饮）。冠心病属中医"胸痹"范畴。老年人肾阳逐渐虚衰，阳虚则气亦虚，则致津液不得蒸腾气化而凝聚为痰，血行无力导致瘀血。痰浊血瘀汇聚于胸，导致心脉痹阻，此时遇情志过激或过度劳累等诱因则易形成胸痹。病理性质为本虚标实，气虚为本，血瘀、痰浊为标。治疗上如不重视气虚这个根本，而只着重攻伐痰浊瘀血，则病情往往易于反复。

☯ 疏通血脉方（祝谌予方）

【组成】党参 16g，黄芪 38g，赤芍 16g，川芎 13g，桃仁 13g，红花 13g，丹参 28g，山茱萸 16g，女贞子 13g，菟丝子 13g，何首乌 16g。

【用法】水煎服，每日 1 剂，每日分 3 次服。

【功效】适用于心肾不足心绞痛，心血瘀阻证，其症发作性胸闷胸痛，疼痛较剧，痛如针刺，面色晦暗，心悸怔忡，

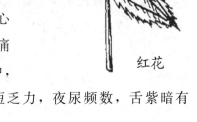

红花

头发干枯，腰膝酸软，肌肤甲错，气短乏力，夜尿频数，舌紫暗有瘀斑，脉弦涩。

【方解】疏通血脉方中重用黄芪为主，与党参一起大补元气，借其力专性走周行全身，使气旺血行使瘀祛络通，祛瘀而不伤正；川

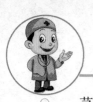

芎消瘀血养新血，为血中气药，化瘀活血，芳香走窜，散结通阳；丹参通利血脉，散结活血，止痛行气，具益气之功；赤芍疏通血脉，助川芎行血中之滞；桃仁、红花通瘀活血；当归活血养血，加山茱萸、菟丝子、何首乌，益肾精补肾阳。上药合用，共奏补肾益气活血通脉之功。

【加减】兼见四肢不温，自汗神倦怯寒，遇寒心痛加剧者加制附片、桂枝、蛇床子、淫羊藿；兼见纳呆便溏，痰涎壅盛者，加全瓜蒌、薤白、半夏、茯苓、白术、佩兰、菖蒲；心悸气短乏力明显者，黄芪、党参量加大或人参易党参，加炙甘草、白术、大枣；兼见心烦不寐，盗汗者，加黄精、麦冬、天冬、生熟地黄、五味子滋阴益肾填精；疼痛较剧，痛如针刺，面色晦暗，舌紫暗或有瘀斑者，加三七、五灵脂、蒲黄、水蛭等。

【验案】徐某，男，68岁。最近3个月以来，发作性胸闷胸痛，疼痛较剧，痛如针刺，心悸气短，面色晦暗，头发干枯，肌肤甲错，腰膝酸软，气短乏力，夜尿频数，舌紫暗有瘀斑，脉弦涩，证属心肾不足，心血瘀阻。处方：黄芪38g，丹参28g，党参16g，赤芍16g，川芎16g，当归16g，桃仁13g，红花13g，山茱萸13g，菟丝子13g，巴戟天13g，水蛭13g，五灵脂13g，蒲黄13g。服药10剂，胸痛、心悸、气短减轻，原方继服14剂。胸痛明显减轻，余症好转，面色较前转红润，前方黄芪加至50g，何首乌16g，守方继服20剂，诸症消失。

【按语】心绞痛属中医学"胸痹""心痛""心悸"范畴，临床有虚实之分，实为寒凝气滞血瘀，痰浊痹遏胸阳，阻滞心脉；虚为心脾肝肾亏虚，心脉失养。临床表现多为虚实夹杂，本虚标实是其主要病机。本病多见于中老年人，年过半百，精气亏虚，痰浊瘀血气滞等易致心脉痹阻而发病。在各种致病因素中，气虚痰浊是主要的致病因素，老年人各种生理功能衰退，运化力弱易致水湿不化而生痰浊。痰浊又可成为致病因素，阻遏气机，影响气血的运行，损伤阳气导致心绞痛发作。此外，老年冠心病患者血脂往往偏高，血液黏度大，循环受阻。这与中医痰浊（血脂高）为因，血瘀（血液循环受阻）为果的观点一致。因此，针对虚与痰这一主要病因，用补益心气，温阳化痰为适用于疗本病。

开窍止痛汤（高文友方）

【组成】郁金、川芎、当归、芍药各 16g，柴胡、枳壳、桃仁、胆南星、红花各 13g，丹参 28g，土鳖虫 4g，大黄、炙甘草各 6g。

【用法】水煎服，每日 1 剂，每日分 2 次于早、晚服，观察 1 个月为 1 个疗程。治疗期间停用一切中、西药。

【功效】适用于胸阳痹阻证，心绞痛气滞血瘀，其症阵发性胸憋，心慌气短，胸闷，胸痛痛如锥刺，心烦易怒，伴肢厥恶寒，善太息，易嗜睡，舌淡而紫，体胖，脉弦细无力。

【方解】冠心病心绞痛属中医学"胸痹""心痛"等范畴。其主要病机为血瘀气滞，心脉痹阻，不通则痛。本方柴胡、枳壳、白芍、郁金以理气疏肝，宽胸解郁，取气滞不解则瘀血不化，因气为血帅，气不行则血不行之意；配大黄、土鳖虫、桃仁通络化瘀，通痹破结，配红花、川芎、归尾、丹参以提高化瘀活血，止痛通络之功效；配胆南星与郁金合用以豁痰解郁，止痛开窍；配人参、黄芪、桂枝以温心通阳，益气补虚，取气旺血生，气行则血行之意，又能缓和诸破血药峻猛伤正之弊。

【加减】心阳虚弱者加桂枝、人参各 13g；失眠多梦，心神不宁者加龙骨、牡蛎各 28g；气虚重者加黄芪 28g，人参 5g 顿服；痛甚者加延胡索 16g，香附 13g。

【验案】牛某，男，73 岁，工人。1999 年 2 月 7 日来医院就诊。患者高血压病 12 年，冠心病 8 年，脑血栓及糖尿病 3 年病史。现阵发性胸憋、胸闷、心悸气短，痛如针刺，每次5～8分钟，服硝酸甘油片2～3分钟后缓解。近1周因情绪激动，胸痛频发伴肢厥恶寒，神疲乏力，心烦易怒，易嗜睡，服硝酸甘油无作用，前来就诊。查体：神清淡漠，颜面晦暗，语言不接。舌淡而紫，体胖，脉弦细无力。两肺听诊（－），心律失常、心音低钝，腹软未见异常。心电图示：电轴左偏，心律失常，多发室性期前收缩，Ⅱ、Ⅲ、AVF，$V_{4\sim6}$导联ST段降低达0.15mV，T波低平或倒置。中医诊断：胸痹，属气滞血瘀，胸阳痹阻。宜宽胸理气解郁、益气通阳活血。开窍止痛汤去大黄加桂枝11g，3剂；2月11日复诊：患者诉3剂后诸症减轻，能室内活动。服药有效，守原方继进5剂；2月19日3诊诸症明显好转，胸闷，胸憋，胸痛发作极少，能料理日常生活劳动。复查心电图示：窦性心律，律齐，电轴左偏，Ⅱ、Ⅲ、AVF、$V_{4\sim6}$ST－T已恢复正常。嘱患者原方5剂，共为细末5～13g，每日2或3次冲服，随访1年，仅偶发且轻，余无不适。

🤔 养心安神汤（叶任高方）

【组成】人参16g，黄芪50g，茯神16g，茯苓16g，半夏16g，当归16g，川芎16g，远志18g，酸枣仁28g，肉桂8g，柏子仁18g，五味子16g，甘草16g。

【用法】加适量水浸泡1小时，煎煮2小时，过滤后加7倍量水，煎煮1.5小时，过滤后加5倍量水，煎煮1小时，过滤。将3次滤液合并。在西药基础治疗的同时配合养心汤水煎剂150ml，每日1剂，分2次温服。28天为1个疗程。

【功效】适用于心气虚心绞痛证，其症胸痛时作，气短乏力，时时汗出，面色㿠白，头晕眼花，舌淡白，脉沉弱。

【方解】养心安神汤出自明代王肯堂所著之《证治准绳·杂病证

治类方》，适用于心虚血少惊悸不宁。方中黄芪大补元气，以扶心补气；人参、茯神、茯苓、远志、半夏、陈皮和胃健脾，安神补心；柏子仁、酸枣仁、五味子养心而敛心气；君臣相配共奏补气养心安神之功，佐药为当归、川芎活血行气，使药为炙甘草与肉桂合用助心阳，补中有通，补而勿壅，全方共奏养心补气之功。中医药理研究，人参可提高心肌收缩力，提高冠状动脉血流量。黄芪具有扩张血管、抗自由基损伤、抑制血栓形成及减少血小板黏附率。当归主要化学成

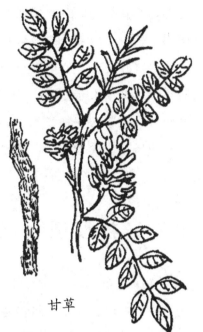

甘草

分有阿魏酸、丁二酸、腺嘌呤等，具有扩张血管，减少血小板凝集和抗血栓形成，清除自由基和抗氧化等多种作用。川芎可提高心肌供氧量增加，减少心肌耗氧，对于缓解冠心病心绞痛有较好疗效。半夏具有显著的降血脂作用，对高脂血症有一定的治疗作用。酸枣仁具有良好的镇静催眠作用，远志除具有明显的镇静作用，其提取物可降低正常小鼠三酰甘油，以及降低高胆固醇小鼠胆固醇的作用。茯苓具有镇静作用，可对抗咖啡因所致小鼠的过度兴奋。肉桂中所含的肉桂油及其主要成分桂皮醛具有明显的镇静作用。

【验案】吴某，男，72岁，农民。2006年5月来医院就诊，患者自觉胸部憋闷疼痛1年余，每日发作10次以上，常因劳累或情绪刺激发作频繁，一直口服硝酸酯类、β受体拮抗药、钙通道阻滞药等多种西药，病情得不到控制，近日发作次数明显增多，面色㿠白，气短乏力，时时汗出。西医诊断为冠心病不稳定型心绞痛。体检：神清语明，头晕眼花，面色少华，心界不大，心律齐，心率65次/

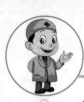

分钟，心音低钝，各瓣膜听诊区未闻及病理性杂音，双肺听诊正常，腹部平软，无压痛，未及包块，肝脾肋下未及，血压 130/80mmHg。舌淡白，脉沉弱。心电图检查：$V_{1\sim5}$导联 ST 段下移，T 波倒置。心肌酶学检查结果示正常。中医诊断为：胸痹心气虚型，治则养心补气活血，用养心安神汤治疗，每日 1 剂，每日 2 次温服，服药 7 天后心绞痛发作次数减少，18 天后发作疼痛程度减轻，28 天后症状基本消失，随访半年，旧恙未发。

☯ 开窍祛痰汤（姬云海方）

【组成】远志、菖蒲、橘红、桂枝、甘草各 13g，党参、黄芪、酸枣仁、半夏、茯苓、丹参各 16g，炒枳实 5g。

【用法】水煎服，每日分 2 次温服，每日 1 剂，12 剂为 1 个疗程。完全缓解再继服 1 个疗程。治疗期间应调情志，注意休息，禁烟酒等辛辣食品，忌厚味。

【功效】适用于心绞痛气虚痰随症，其症胸闷气短、心前区疼痛牵连背部，每日发作频繁，容易出汗，稍活动即有心慌，夜间难以平卧，舌淡、苔薄微腻，脉沉细涩，面色较暗。

【方解】开窍祛痰汤是以温胆汤加减化裁而成，方中橘红、半夏、枳实化痰理气，石菖蒲开窍豁痰、和中化湿；党参、黄芪、酸枣仁、远志、茯苓、甘草补益心气而安神；丹参通脉活血；桂枝温经通阳。诸药合用，有提高心脏动力，清除痰浊瘀血，提高冠状动脉血流量，减少血脂及血黏度，改善血液循环的良好作用，对老年冠心病心绞痛有很好的疗效。

【加减】心气不足，心悸重者加柏子仁 16g，浮小麦 28g，大枣 5枚；血瘀为主兼气滞加桃仁、檀香各 13g，琥珀（冲服）5g；痰浊为主加瓜蒌 16g，薤白、胆南星各 13g，白芥子 7.5g。

【验案】张某，女，78岁，工人。2000年11月就诊。自诉反复出现胸闷、胸痛、心悸已3年，近2个月来由于操劳过度病情加重。做心电图检查示心律失常，ST-T改变。过去病情发作时服丹参片、速效救心丸等药病情可以得到缓解，现在服用上述药物少效。现症胸闷气短，面色较暗，心前区疼痛牵连背部，每日发作频繁，稍活动即有心慌，容易出汗，夜间难以平卧，舌淡、苔薄微腻，脉沉细涩，证属气虚痰浊痹阻胸阳，阻滞心脉。治法：补心益气，通血活脉，温阳化痰。方用开窍祛痰汤以红参13g易党参，加柏子仁16g，水煎服，每日1剂。2个疗程后症状完全缓解。心电图正常。上方加琥珀5g，浮小麦18g。取5剂为细面，每服5g，每日3次巩固疗效，随访3年未复发。

【按语】老年冠心病、心绞痛患者病程较长，缠绵不愈，年高体弱，多数伴有肾虚证候，肾气不足，心气亦随之衰退，临床往往出现心肾两虚。现代研究证明，肾虚是致病的主要原因，这与年龄、体质，特别是免疫和性腺功能减退有关。

☯ 安神镇惊汤（张发荣方）

【组成】麦冬16g，党参11g，五味子13g，生龙骨、生牡蛎各28g，炒酸枣仁18g，茯神11g，川芎13g，炙甘草13g，百合18g，生地黄16g，知母16g，丹参16g。

【用法】水煎服，每日1剂，每日分2次服，早、晚各1次。

【功效】养阴益气，镇惊安神。适用于心绞痛。

【验案】徐某，女，32岁，2007年6月21日来医院就诊。胸闷、胸痛、心慌4年，加重2个月。

来医院就诊：自诉4年前因小孩生病后由于紧张劳累，白天劳动，晚上照看孩子，而出现胸闷、心慌症状，休息后缓解。此后常

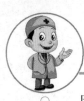

因生气或劳累而复发，近1周来加重，遂来诊治。现症：胸闷、心慌、气短，心悸，胸痛、失眠多梦，易惊醒，纳可，二便可。舌质淡有瘀点，舌苔白，脉弦。诊断：心动悸（冠心病）。辨证为气阴两虚。方用生脉散合酸枣仁汤加味。复诊：服用前方后心慌、闷气、心悸明显好转。病已奏效，效不更方，连服18剂，自觉无不适。

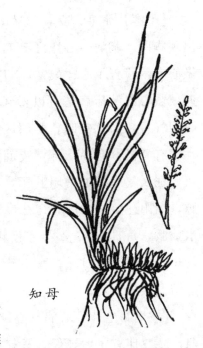

知母

【按语】本病例患者思虑劳倦，伤及心脾，心伤导致阴血不足、阴不敛阳，脾伤则无以化生精微，血虚难复，不能养心，以致心悸不安而失眠。生脉散合酸枣仁汤加味治之。故用生脉散养阴益气，酸枣仁汤合百合、生龙骨、生牡蛎镇惊安神，丹参活血化瘀。本方熔养阴益气、镇惊安神、活血通络诸法于一炉，方证合拍，故病情逐渐缓解。

☯ 清热祛痰汤（王相才方）

【组成】枳壳13g，竹茹13g，云茯苓13g，陈皮13g，石菖蒲13g，郁金13g，全瓜蒌28g，薤白13g，川芎13g，苏木13g，野菊花13g，丹参28g，赤芍13g，牡丹皮13g，车前草28g，葛根13g。

【用法】每日1剂，水煎服，每日分2次服，早、晚各1次。

【功效】宽胸理气，清热祛痰。适用于心绞痛。

【方解】方中枳壳辛苦微寒，降气导滞，消痰除痞。为君药。臣以竹茹，取其甘而微寒，清热化痰，除烦止呕。枳壳与竹茹相伍，

心脑血管病 传承老药方

化痰和胃，止呕除烦之功；赤芍、丹参行气活血，疏肝解郁；陈皮辛苦温，理气行滞，燥湿化痰；茯苓、全瓜蒌、牡丹皮健脾渗湿，以杜生痰之源；车前草、野菊花、葛根清热祛痰。诸药合用宽胸理气，活血化瘀。

【验案】王某，男，55岁。来医院就诊：2002年10月8日（白露）。患者胸闷胸痛4～5年，在省级医院查心电图示：T波倒置，ST段下移。确诊为冠心病、心绞痛。近2个月来自感胸闷胸痛频作，每日发作3～6次，每次持续5～8分钟，心前区有重物堵压之感，饱食后或劳累加重，纳谷不香，双下肢水肿。既往曾患胆结石3年。检查：舌质紫黯，苔薄白腻，脉象细滑，血压140/80mmHg，形体肥胖，面色晦暗，墨菲征阳性。辨证：痰浊盘踞，胸阳不展，可见胸闷且痛，心前区有重物堵压感。痰湿困脾，纳谷不香；水湿内停，脾失健运，下肢水肿；饱食后气机运行受阻，故感诸症加重。面色晦暗，形体肥胖，为痰瘀之症。其病位在心，证属痰瘀壅阻，胸阳被遏。诊断：胸痹心痛。痰浊痹阻，痰瘀互结证；冠心病稳定型劳力性心绞痛。选用《三因极一病证方论》之温胆汤合《金匮要略》之瓜蒌薤白白酒汤加减。连服14剂后，自感心前区重物堵压感缓解。因情绪不舒而致血压升高，血压150/90mmHg，苔薄腻。治疗改用平肝潜阳，祛痰利湿之法，选用中医经验方祛痰平肝汤合瓜蒌薤白白酒汤：钩藤（后下）16g，泽泻13g，莱菔子13g，川芎13g，丹参28g，川楝子13g，延胡索13g，石菖蒲13g，郁金13g，全瓜蒌28g，薤白13g，连翘13g，葛根13g，白菊花13g，车前草28g。正心泰胶囊，每次4粒，每日2次。服用半个月后血压复常，为120/80mmHg，偶感心前区窒塞憋闷，疼痛牵掣至后背，遇急躁刺激则加重，纳可，舌淡黯，苔黄腻，脉细弦。上方去钩藤、泽泻，以温胆汤加野菊花、牡丹皮、栀子、金银花清肝泻热。加减连服3个月后偶有胸闷气短、后背疼痛、胃脘部胀痛，舌淡红，苔薄黄，

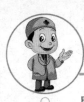

脉弦细。痰瘀之邪渐除，故停用汤药，改服正心泰胶囊，每次4粒，每日2次，服用3个月，2年后随诊，查心电图大致正常，患者生活如常。

【按语】根据中医理论，胸痹病，胸闷苔腻者为痰浊闭塞之证，退苔祛腻乃取效之本，治疗以祛痰为主，兼以化瘀，即痰瘀同治。此案投"温胆汤合瓜蒌薤白白酒汤"祛除胸膈之痰浊，理气宽胸止痛。痰浊易热化，故加野菊花、全瓜蒌祛痰清热；薤白散结通阳，宽胸利气，善治胸痛彻背，因其活性成分只溶于乙醇，不溶于水，故投薤白止心痛务用乙醇做引子共同浸泡；因痰瘀易致互结，加苏木化瘀活血，温通止痛，为治疗心痛要药；痰浊阻滞，血脉运行缓慢，加川芎、赤芍、牡丹皮、葛根加强通脉活血之力；车前草驱邪外出，给痰浊以出路。后因患者情绪不舒，痰浊扰动，上蒙清窍，血压升高，故投中医经验方，其中钩藤、泽泻、莱菔子利湿祛痰，引热下行，川芎透窍上行，配下行之品调理升降气机。如低压偏高，苔腻较重则用海藻软坚祛痰，再辅以疏肝理气之柴胡、川楝子、延胡索调畅气机；石韦、金钱草、栀子疏肝清热，驱邪利湿；生山楂、生牡蛎散结软坚，和胃健脾。全方共奏祛痰清热，理气宽胸，和胃健脾之功。

中老年冠心病患者常见肾亏不足表现，目前市售心病中成药惟有正心泰胶囊含槲寄生，可谓补肾之阴阳，最为适宜，故治中老年冠心病常以此善后收功。

☯ 气阴双补汤（崔云竹方）

【组成】麦冬、五味子各16g，党参、黄芪各28g，丹参、川芎各35g，制附子13g，瓜蒌皮18g，冰片（冲服）0.5g。

【用法】水煎，每日1剂，分3次饭前服。

【功效】温阳活血，气阴双补，宽胸化痰。用于心绞痛冠心病。

【方解】中医研究证实：党参、黄芪可提高冠状动脉血流量，提高心脏及传导功能。齐心合力，药精力宏，大补元气，使气旺血行，心脉自通。制附子上助心阳以通脉，下助肾阳以益火。所含消旋去甲乌药碱作用与异丙肾上腺素相似，能提高心肌收缩力，提高心率，提高冠状动脉血流量和提高心排血量。白芍、麦冬、五味子三味体现"善补阳者阴中求阳"之法，利于胸中阳气的化生，且白芍与活血药物合用，能减少冠状动脉痉挛和缓解心绞痛。川芎、丹参为通脉化瘀之要药，能抗心肌缺血，促进心肌血氧供应，治疗心绞痛其效尤著。冰片芳香走窜，引药直达病所。甘草亦具有复脉强心作用。综观此方体现气阴双补、温阳活血、化痰宽胸之大法。

【验案】朱某，女，75岁。3年前因胸闷心悸气短不适，在北京医学院附属医院诊断为冠心病。近2周感胸闷不适，胸痛阵作，且伴心悸头昏气短乏力等症状，舌质黯边有瘀点，苔薄白，脉细涩。心电图示：心肌缺血（ST段改变），诊断为冠心病心绞痛。中医辨证为气虚血瘀之胸痹。治疗当以活血益气、止痛宽胸为主。方用气阴双补汤加味治疗。党参28g，麦冬、五味子各16g，丹参、川芎各18g，制附子11g，延胡索28g，冰片（冲服）0.5g，红花6g，瓜蒌皮16g，甘草3g。每日1剂，水煎服。6日后，其胸闷胸痛、气短乏力好转，于上方去延胡索、瓜蒌皮，坚持服用2个月，其症悉除，心电图恢复正常。

【按语】冠心病心绞痛属于我国中医"胸痹""真心病"范畴，为中老年人常见病。临床上以胸闷胸痛、心悸气短、头晕乏力为其主要特征。由于此病发病急，胸痛剧烈，故治疗较为棘手。据临床表现，此类患者多因各种原因导致正气亏虚，脏腑功能失调，日久形成本虚标实之证。气阴两虚为本，兼挟血瘀、痰瘀是标，故治疗当以养阴益气为主，兼以化瘀通脉、宽胸化痰。

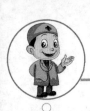

第三章
高脂血症

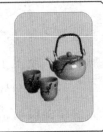

☯ 黄芪降脂方（王学祥方）

【组成】黄芪、生蒲黄、海藻、水蛭、苍术、虎杖各等份。

【用法】水煎取浓汁，小火熬糊，放入龟甲胶、鹿角胶、白文冰，熔化收膏。每晨以沸水冲饮一匙。

【功效】适用于老年高脂血症。症见腰膝酸软，头晕肢困，倦怠乏力，动则气短，舌红或有瘀点瘀斑，苔白腻或黄腻，脉弦或滑。

【方解】黄芪降脂方，体现了从脾虚、痰浊、瘀血三方面为主论治高脂血症的理论思想。黄芪为补气之主药，健中补气，气行则血行，研究表明，黄芪有扩张血管，提高血液循环，降低血液黏滞性等作用；丹溪谓苍术能治"六郁"乃治脾要药，中医《本草正义》说其善行"能彻上彻下，燥湿而宣化痰饮"，黄芪伍苍术健脾补气，复脾升清降浊之能，且补而不滞，可谓治本；生蒲黄化瘀活血，药理研究证实，含有较多的植物固醇，可与胆固醇竞争脂化酶，减少胆固醇的吸收；虎杖化瘀泄浊；海藻化痰软坚，三者配合能使瘀去痰消，可谓治标；水蛭逐瘀通络而不伤血，引诸药直入血分可谓佐使，全方体现了标本兼治的治疗思路。

【验案】李某，女，65岁，始则劳其伤筋骨，继之忘我劳累写作，脾肾两亏，左下肢酸楚。脾胃之运化失司，遂致血脂、血黏度、血压均大大提高，动辄胸闷气促，目瞀。苔腻，脉弦紧。体态肥胖，痰瘀内壅，清不升而浊不降，生化无权，亟为益肾健脾、利气化瘀。制膏常服，以期康壮。

人参（另煎）60g，川续断、杜仲各90g，灵芝118g，西洋参（另煎）60g，金毛狗脊90g，胎盘100g，苍术、白术各90g，紫菀90g，炒枳壳90g，炙黄芪300g，鸡血藤150g，云茯苓150g，决明子300g，桑寄生150g，豨莶草150g，生山楂150g，淮牛膝90g，太子参90g，法半夏90g，广郁金90g，清炙甘草45g，青皮、陈皮各45g，木贼草90g，当归90g，生蒲黄（包）90g，生麦芽300g，独活90g，紫丹参150g，檀香16g，红花60g，杏仁、桃仁各90g，仙茅90g，淮山药90g，川芎90g，菟丝子90g，虎杖150g，炒升麻45g，巴戟天90g，制何首乌150g。上味煎取浓汁，文火熬糊，入龟甲胶90g，鹿角胶90g，白文冰500g，熔化收膏。每天早晨以沸水冲饮一匙。

【按语】本方为中医治疗高脂血症经验方。高脂血症发病原因多为饮食不节，少劳过逸，过食肥甘厚味，导致脏腑功能失调，致使浊脂留滞于血脉所致，临床上多表现为本虚标实之证。其“本”多为肝脾肾三脏之虚，调养总以柔肝、补肾、健脾为贵，其中又尤为重视健脾，认为高脂血症“病涉五脏，独重于脾”；而“实”者多为痰湿、气滞、血瘀三者，尤其强调去除痰瘀，认为痰瘀交困是高脂血症的病理基础。因此在治疗高脂血症时，重视从补肝益肾、运脾化痰、气血双调三方面进行论治，并注重化浊祛瘀、活血通气。

滋养通脉饮（范仁忠方）

【组成】茵陈、泽泻各24g，制何首乌、金樱子、决明子、生薏苡仁各28g，生山楂18g，柴胡、炒枳实、郁金各11g，大黄（酒制）6g。

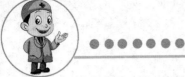

【用法】水煎服，每日 1 剂，加水 600ml 煎至（文火）300ml，分 2 次服。每 15 天为 1 个疗程，一般服药 1～3 个疗程。

【功效】滋肝养肾，行滞泄浊。用于高脂血症。

【方解】高脂血症主因在脑和血脉，与肝肾心关系密切。因肝肾阴虚，七情内伤，嗜厚味肥甘等导致气机失畅，脂液代谢降低。脂液在体内久羁浸淫，侵袭血脉之内，沉久为积，积则血循不畅，阻滞血脉，瘀血痰浊内生。水不涵木，肝阳上亢，受累脑脉则现眩晕之疾；痰浊瘀血阻于心胸，气机失健则胸阳痹阻，经脉失养绌急而出现胸痹心痛之患；肥胖之躯，代谢失健，痰浊阻于经脉，经脉失养导致肢体麻木等。结合现代医学检查可见血清胆固醇和三酰甘油水平升高。本方是采用了补泻并施、标本兼顾的组方原则而拟定的。滋养通脉饮中用何首乌、金樱子，补肝肾固精气。中医《本草正义》所云："首乌，专入肝肾，补养真阴……故能填益精气，具有阴阳平秘作用……"配泽泻、茵陈，清利下焦湿热。正如《本草蒙荃》对茵陈功能所云："行滞止痛、宽膈化痰。"以大黄、决明子通便润肠，导滞泄浊。正如《神农本草经》云：大黄"……荡涤肠胃，推陈致新，通利水谷，调中化食，安和五脏。"取生薏苡仁、生山楂，渗湿健脾，导滞消食；更用柴胡、炒枳实、郁金，解郁行气，降浊升清，有斡旋阴阳之妙。如《本草求真》云：郁金"体轻气窜，其气先上行而微下达，凡有宿血凝积及有恶血不堪之物，先于上处而行其气，若使其郁、其气、其痰、其血在于膈上而难消者，须审宜温、宜凉，同于他味兼为调治之。"全方补而不腻，固而不涩，行而不散，共奏降火滋阴、通脉行滞、泄浊洁腑之效。

【加减】偏于经脉瘀阻，症见肢体麻木、疼痛者，去金樱子，加丹参、炒桑枝各 28g，桃仁、路路通各 11g；偏于肝肾不足，目失濡养，症见视物昏花者，加茺蔚子、青葙子、杭菊花各 11g；偏于肝肾阴虚、肝阳上亢，症见眩晕明显者，加桑寄生、生赭石各 28g；偏于脾胃失健，症见脘腹痞闷，倦怠乏力者，去金樱子，加黄芪28g，茯苓16g，炒莱菔子11g。

【验案】张某，女，58岁。1984年6月25日，初诊。患者眩晕、胸痛10余年。长期服"降压灵"、"烟酸肌醇酯片"、维生素C、芦丁等，疗效不佳。就诊前7天，因劳累诱发左胸发紧，闷痛胸痹如掣，彻背连项，心悸，不寐，头痛，多梦，纳少，便秘，尿黄。查见舌红、苔薄白，脉弦细，血压145/92mmHg；心电图示电轴左倾，慢性冠状动脉供血不足；血胆固醇7.2mmol/L，三酰甘油3.5mmol/L，β脂蛋白6.36g/L。西医诊断为高脂血症、冠心病。中医为阴液亏虚，筋脉失养，痰血阻络所致之眩晕、胸痹证，治当滋阴降火，通脉泄浊。予滋养通脉饮，去生薏苡仁，加桃仁11g。服药25剂，诸症基本消失，唯午后微有头晕，耳鸣，脉弦，血压118/80mmHg，血胆固醇5.3mmol/L，三酰甘油2.0mmol/L，β脂蛋白3.06g/L；心电图较前好转。上方去酒大黄，隔日1剂，以巩固疗效。

【按语】高脂血症多发生于43岁以上的中老年人，此时肝肾亏损之象渐渐显露，或肾阳虚不能温煦脾阳，中土不运，痰浊内生；或肝郁气滞，木横侮土，脾运不健，酿生痰湿。治疗应补肾填精、化浊祛瘀，并根据临床症状随症加减，方能取得预期疗效。

☯化阴生血汤（邓铁涛方）

【组成】瓜蒌、决明子、黄精各18g，生山楂、丹参、何首乌各28g，苍术、泽泻、海藻各16g，法半夏13g，大黄5g。

【用法】每日1剂，水煎服，每日2次，取汁300 ml，早、晚各1次，空腹温服。30天为1个疗程。同时配合口服"脂必妥片"，每次3片（每片0.35g），每日3次。嘱患者进食低脂低醇饮食，多食水果蔬菜，肥胖者减少总热量摄入，使体重降低至正常水平，适当参

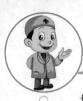

加运动和体力活动，禁烟酒，调情志。

【功效】化浊祛痰，活血补肾。适用于高脂血症，证属痰浊内盛、痰瘀阻滞。

【方解】高脂血症发病原因主要是因饮食不节，恣食肥甘厚味，损伤脾胃，以致运化失司，痰浊内生。痰湿浊邪聚集体内，阻遏清阳，阻滞血脉，导致血瘀。痰瘀互结，则诸症蜂起。中医"痰之本无不在肾"（《景岳全书》）。故其治则化浊祛痰，补肾活血。化阴生血汤

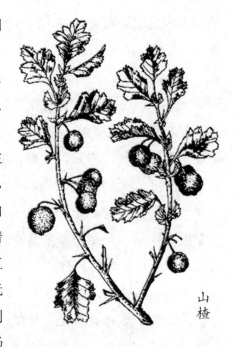

山楂

中，瓜蒌降浊祛痰，导痰利气；半夏除垢涤痰，祛痰除饮；海藻散结消痰；苍术利湿健脾，泽泻渗湿热、利小便；决明子降泄壅滞，滑利软坚；山楂消积去滞，行瘀活血；大黄消坚破积，推陈致新；何首乌化阴生血，解毒通便；黄精益脾益气、补脾滋阴、生津多液，润泽五脏；丹参化瘀活血，凉血宁心。

【加减】肢体麻木者加牛膝、桑枝各 16g；头痛甚者加延胡索 11g，川芎 13g；眩晕甚者加菊花、钩藤各 11g；失眠多梦者加远志 11g，酸枣仁 18g。

【验案】刘某，女，60 岁。退休工人，2003 年 9 月 7 日来医院就诊。患者今年 6 月份开始逐渐形体肥胖，伴面足水肿，精神不振，两足无力，心悸。已停经 5 年。跑步时气急胸痛，食后脘痞作胀。8 年前行胆囊切除术后大便不畅，终日嗜睡。舌质边紫，脉濡细。血压 150/105mmHg，心电图示：电轴轻度左偏，低电压倾向。血胆固醇 8.58mmol/L（330mg%），三酰甘油 3.01mmol/L（267mg%）。

辨证：湿胜体肥，脾虚气结，湿浊中阻，食不化精。拟方：化浊祛痰，活血补肾。上方服药 16 剂后二便通行，肿势减，腹胀轻。原方加牵牛子 4.5g。又服 16 剂后复查血脂、血压均在正常范围，临床诸症消失。

☯ 补肾填精汤（萧佐桃方）

【组成】黄精、仙灵脾、茵陈、泽泻各 11g，何首乌、山楂各 16g，姜黄、石菖蒲各 9g，大黄、陈皮各 6g。

【用法】每日 1 剂，水煎服，每日 2 次，取汁 150 ml，早、晚分服。28 天为 1 个疗程。

【功效】填精补肾，化瘀祛浊。适用于高脂血症，证属肾精亏虚、湿浊郁滞。

【方解】补肾填精汤方中，何首乌、黄精、仙灵脾填精补肾，阴阳并补；石菖蒲、泽泻、茵陈、陈皮降浊除湿；丹参、山楂、姜黄、大黄活血通络化瘀。若肝阳上亢，头痛眩晕者，加天麻、钩藤以潜阳平肝；胸闷心悸，舌紫黯者，加瓜蒌、薤白理气宽胸；脾胃虚弱突出者，加黄芪、党参、山药增强健脾益气之效；肝肾阴虚者，加生地黄、桑寄生、枸杞子滋肾养肝。

【加减】偏脾胃虚弱者加黄芪 28g，党参、山药各 16g；偏肝肾阴虚者加生地黄 18g，桑寄生、枸杞子各 16g；肝阳上亢、头痛眩晕者加天麻 13g，钩藤 16g；胸闷心悸、舌紫黯加瓜蒌 16g，薤白 13g。

【验案】刘某，女，65 岁。2000 年 4 月 6 日来医院就诊。患者眩晕无力气短 9 个月，午后潮热，舌红苔黄腻，脉弦滑。有原发性高血压病史，血脂增高已有 6 年。体重 75kg。本次血脂测定：胆固醇 12.3mmol/L，三酰甘油 6.9mmol/L，高密度脂蛋白胆固醇 13.0mmol/L。平素喜食肥甘，形体丰腴。诊断：高脂血症。中医辨

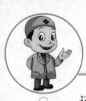

证：阴虚火旺。上方经服用 1 个月，体重降为 60kg。复查血脂，全部恢复正常。嘱其用生莱菔子 28g、生山楂 28g，泡茶饮，并少吃甘美食物，3 个月后症状基本消失。

【按语】临证应用时当随症加减，灵活变化。除如前所述的加减变化外，特别是对舌淡红、苔白厚腻者（根据本方统计，出现者较少，且疗效亦差），应酌减方中清热、滋阴之品，适当加入温散健脾之药，以期收到更好的效果。

本方主要药物用量偏大，一般当用至 18~28g，以患者服后大便微泻（每日 2 次）为度，故应随时调整方中大黄的用量。若患者服第 1 剂药时即出现腹痛或腹泻，可不减药量，因多数患者继续服药后，腹痛或腹泻可自行消失，大便转为稍稀，每日 2 次；若腹痛腹泻不减者，当减大黄用量。另外，个别患者在服药过程中可能出现血脂升高的现象（多在第 2 个疗程之后出现），但继续服药后，一般会逐渐降低，并不影响疗效。

鉴定一种调血脂药或一张降脂方时，不仅要看其降脂作用的强弱，还应观察其预防由动脉粥样硬化引起疾病的作用大小。本方设计时是兼顾了上述两方面作用的。经临床验证，本方有良好的降脂作用，且对改善心电图、血压、心功能、舌象、脉象，以及自觉症状，均有较好的作用。

☯ 健脾渗湿汤（邓铁涛方）

【组成】薏苡仁 18g，黄芪、丹参、山楂各 28g，泽泻、茯苓、苍术各 16g，半夏、三七各 13g。

【用法】每日 1 剂，水煎服，每日 2 次，取汁 300 ml，每次 150 ml，早、晚各 1 次温服。30 天为 1 个疗程，治疗期间低脂饮食。

【功效】活血化瘀，健脾渗湿。适用于高脂血症，证属脾失健运、湿浊瘀阻。

【方解】本病发病原因多为过食肥甘厚味，积而不化导致脾胃素虚，健运失司，水湿不化，形成湿浊内阻，留滞为痰，阻塞气机，日久致气血运行不畅，因痰致瘀，痰瘀互结，积聚于血脉中而成高脂血症。脾主运化水湿，痰浊的产生与脾脏功能失调密切相关。健脾渗湿以黄芪、薏苡仁、泽泻、茯苓、苍术祛湿健脾，恢复脾脏功能；山楂、半夏化痰消积，消除已成之积；丹参、三七化瘀活血，有利痰浊排泄。全方渗湿健脾为主，攻逐为辅，适用于正虚邪微之高脂血症患者。

【加减】脾肾阳虚者加附子、干姜各6g；肝气郁结者加柴胡、郁金各13g；湿热重者去苍术加茵陈、虎杖各16g；肝肾阴虚者加枸杞子、何首乌各16g。

【验案】胡某，女，66岁，农民。2006年12月13日来医院就诊。主诉：3年来，气短，胸闷，活动后加重。血脂检查，各项数据均显著增多，脑血流图查示：动脉硬化三度，诊为高脂血症。经服用烟酸肌醇及"心脉宁"3个月，气短胸闷大减，但血脂还高，特求中医诊治。刻诊：自觉胸闷气短，身重，乏力，有时头晕，口干，大便黏腻不爽。查见形体肥胖（体重85kg），血脂：总胆固醇15.9mmol/L，三酰甘油7.6mmol/L，β脂蛋白7.6mmol/L，血压130/100mmHg，舌淡红，苔白腻，脉濡缓。辨证：痰湿内蕴，气化受阻。治法：化痰健脾，淡渗利湿。

上方续服20剂，身重乏力明显减轻，体重下降10kg，效不更方，仍宗上方出入，续服40余剂，体重下降5kg，壅肿体态渐消，与前判若两人，继以泽泻16g，生山楂13g，车前草16g，生何首乌16g，枸杞子13g，煎汤代茶，每天频饮，坚持3个月，诸症皆失。1992年3月11日血脂复查，各项均在正常范围。

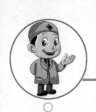

☯脾失健运汤（李子贴方）

【组成】茯苓、炒白术、泽泻各 16g，丹参、生山楂、葛根、决明子各 28g，柴胡 9g，何首乌 24g。

【用法】每日 1 剂，水煎服，每日 2 次，取汁 150 ml，早、晚分服。7 周为 1 个疗程。

【功效】活血通络，健脾祛浊，舒肝补肾。适用于高脂血症，证属脾失健运、浊瘀互结、肝郁肾虚。

【方解】脾失健运汤方中，葛根、泽泻、决明子降浊升清；山楂、丹参化瘀消积；茯苓、白术健脾祛湿；柴胡疏肝调气；何首乌滋补肝肾。诸药合用，既可有效降脂化浊，又能通过调节肝、脾、肾功能，达到标本兼治，防止疾病反弹的目的。

【加减】苔厚腻者加佩兰 16g；痰多者加白芥子 16g，海蛤壳 16g。

【验案】张某，女，45 岁，工人。2004 年 10 月 13 日来医院就诊。患者形体肥胖，神怠乏力，动则气急，伴脘痞胸闷，嗜睡泛恶，头目眩晕，苔薄腻，舌质淡胖边齿印，脉细滑，查血脂数据示：总胆固醇 11.3mmol/L，三酰甘油 7.5mmol/L，高密度脂蛋白0.45mmol/L。辨证：脾肾气虚，痰浊瘀阻。治法：化瘀泄浊。

第二诊：服上方 6 剂之后，脘痞胸闷、动则气急减，头目眩晕依然，苔薄白腻质淡脉滑。乃痰湿凝滞，脾虚湿困，清浊升降失司，嘱尽量节制肥甘腥腻及动湿生痰之品。继以原方再进。

第三诊：上方连服 15 剂后，诸症均明显减轻，总胆固醇3.89mmol/L，三酰甘油 2.81mmol/L，高密度脂蛋白 1.5mmol/L。舌淡苔润脉细。证属痰湿渐化，清浊渐分，脾肾功能逐渐恢复，治拟健脾和胃，调理善后。

☯ 化痰理气煎（李光发方）

【组成】全瓜蒌、莱菔子各 18g，苦荞根 28g，三七 13g，甘草 6g。

【用法】每日 1 剂，水煎服，每日 2 次，取汁 200 ml，早、晚分服。8 天为 1 个疗程，间歇 3～5 天后进入下一个疗程。药物治疗的同时，加强体育锻炼，适当控制饮食，注重合理的膳食搭配，减少饱和脂肪酸及高胆固醇等饮食的摄入，力求机体热量平衡。

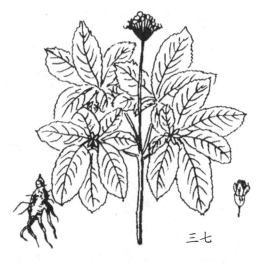

三七

【功效】理气化痰，除滞活血。适用于高脂血症。

【方解】化痰理气煎中，苦荞根、全瓜蒌、莱菔子理气化痰为君；三七祛瘀活血为臣；甘草既可益气补中以防攻伐伤正，又可化痰清热，调和诸药，是为佐使。全方具有理气化痰、除滞活血之功。临床观察发现，本方对高三酰甘油血症有良好的降脂作用，但对其他类型的高脂血症效果不十分满意。

【加减】伴有冠心病心绞痛者加丹参 18g，薤白 13g；高密度脂蛋白降低者加服鲤鱼汤（鲜鲤鱼 200～300g，清水炖服）；伴有高胆固醇血症者加栀子、杜仲各 13g，生大黄 6g；伴有高尿酸血症者加补骨脂 13g；伴有高血压者加夏枯草、天麻各 13g。

【验案】李某，女，55 岁，农民。1990 年 12 月 24 日来医院就诊。平素食欲旺盛，多食肥甘，体重逐日迅增达至 80kg，医生检查时发现血脂各项均高，总胆固醇 14.2mmol/L，三酰甘油 7.2mmol/L，β脂蛋白 5.9mmol/L，心电图正常，眼底检查提示：动脉硬化。诊为高脂血症。自述口干口臭，恶心，嗳腐，乏力神疲，大便秘结。查见体肥身胖，面色红润，舌红，苔黄，脉弦滑有力。辨证：阳明蕴热，浊气滞留。治法：轻清导下，泻浊通腑。拟化痰理气煎。

治用上法，续服 15 剂，恶心，嗳腐渐愈，大便通畅，又以生何首乌 16g，生大黄（每日量）9g，开水浸泡代茶，每日频服。坚持 3 个月后体重下降 8.5kg，1990 年 2 月 5 日，医生复查，各项均接近正常。

水蛭排毒汤（王烈方）

【组成】川芎 11g，水蛭 16g，茯苓 13g，瓜蒌 16g，半夏 13g，泽泻 11g，山楂 18g，香附 13g。

【用法】水煎服，每日 1 剂，每日分 3 次温服。

【功效】化瘀活血，通脉降脂。用于高脂血症。

【方解】中医从痰瘀入手，以化痰活血立法，自拟水蛭排毒汤，随症变化施治，取得了较好疗效。重用水蛭、川芎破血逐瘀，以荡涤脉道之瘀浊；瓜蒌、半夏共奏消浊化痰之功；"脾为生痰之源"，故以茯苓益脾化痰；

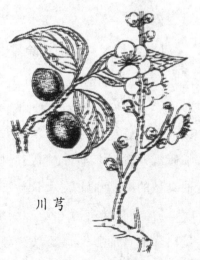

川芎

痰；泽泻能渗水泻湿而湿去痰化；香附为血中之气药，能通行血气，增强祛瘀化痰之力；山楂则具有行气散瘀、消食化痰之效。诸药共奏活血化痰、通脉降脂之功。

【加减】若脾肾阳虚者，加巴戟天、仙茅、淫羊藿；若肝肾阴虚者，加白术、枸杞子、黄精；若痰浊阻遏者，加胆南星、竹茹；若气滞络瘀者，加川芎、延胡索、丹参、三七；若阴虚阳亢者，加天麻、牡蛎。

【验案】孙某，女，67岁。2004年4月24日来医院就诊。主诉：头晕脑胀反复发作4年。症见：头胀头晕，手足无力，腰膝酸软，记忆力减退，胸闷心悸，精神不振，食欲缺乏，大便秘结，失眠多梦，舌质红，边有瘀斑，苔薄腻，脉弦滑。血压：155/100mmHg，血脂检查：总胆固醇（TC）7.8mmol/L，三酰甘油（TG）8.78mmol/L，高密度脂蛋白（HDL－C）0.28mmol/L，低密度脂蛋白（LDL－C）7.71mmol/L。辨证：肝肾阴虚、痰瘀阻络。治则补肝益肾、祛瘀化痰。药用枸杞子16g，熟地黄11g，山药16g，山茱萸11g，水蛭16g，川芎11g，茯苓11g，瓜蒌18g，半夏11g，泽泻11g，山楂18g，香附13g，10剂，水煎服。另嘱每天坚持用少量荷叶、菊花、金银花水煎后，代茶饮用，饮食清淡，适当运动，保持愉悦的心情，避免精神长期处于紧张状态。经过半年的调治，患者症状消失，精力旺盛，舌淡红，苔薄白，脉细，复查血脂各项指标均属正常范围。

【按语】本病发病机制常多为肝肾阴虚，痰浊瘀血阻滞，还往往伴有其他疾病，治疗难度较大，疗程较长，此例患者肝肾阴虚，痰瘀兼夹，用水蛭排毒汤加减治疗半年，效果显著。

☯ 潜阳平肝汤（张雪乔方）

【组成】生槐花28g，玳瑁13g，生栀子11g，茵陈28g，葛根16g，珍珠母28g，白芍18g，夏枯草16g，佩兰叶16g，皂角刺16g，银杏叶18g，丹参28g，山楂16g，甘草3g。

【用法】每日1剂，水煎服，每日2次分服。禁忌：虚寒性体质

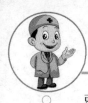

忌服。服药期间忌食寒凉性刺激食物。

【功效】潜阳平肝，化瘀通络，清热泄浊，祛湿化痰。适用于高脂血症、原发性高血压、糖尿病。辨证属本虚标实，湿热内生，痰浊蒙窍，瘀血阻络，肝阳上冲。

【方解】本方主药玳瑁平肝宁心、解毒清热（经临床观察，本药有类似犀角的作用）；槐花、栀子凉血清热，降压镇静；茵陈善除血中之瘀热；皂角刺搜剔经络之痰；丹参化瘀活血，疏通脉络；珍珠母、夏枯草平肝镇潜，明目祛风；银杏叶安神养心，化痰祛湿；葛根、白芍、佩兰、山楂、甘草止渴生津，缓急止痛，清热化浊。据现代药理研究：槐花、茵陈、栀子、银杏叶、山楂有明显降低血糖，软化血管，清除胆固醇，清除氧自由基作用；丹参、夏枯草扩张周围血管，缓解动脉痉挛，从而减少血管压力，改善微循环、镇静；葛根可扩张冠状动脉，提高血流量，并有良好的降血糖效果；玳瑁、珍珠母均有良好的软化血管，防治动脉硬化，减少血液黏稠度，减少脑血管痉挛的作用。全方共奏平肝潜阳、清热化浊、活血祛瘀之功效，达到降血糖、降血脂、疏通血管、稳定血压的目的。

【验案】钱某，女，65岁，1997年9月21日来医院就诊。患者体重肥胖，多食肥甘厚味，近日感胸闷不畅，头晕，头重如蒙，纳呆，轻度恶心，咳痰不爽，舌淡胖、苔厚腻，脉滑。医生查血脂：三酰甘油 3.3mmol/L，胆固醇 8.3mmol/L。西医诊断为高脂血症。中医诊断为眩晕，证属痰湿中阻。予潜阳平肝汤加味：玳瑁 13g，生槐花 28g，生栀子 11g，夏枯草 16g，茵陈 28g，葛根 16g，珍珠母 28g，佩兰叶 16g，皂角刺 16g，丹参 28g，银杏叶 18g，山楂 16g，甘草 3g，赤芍 16g，胆南星 6g，竹茹 13g。10剂，每日 1剂，水煎服。

9月26日二诊：胸闷、头晕、恶心等症明显减少，自感头目清晰，胸膈畅快，痰量减少，大便通利，守原方继服 15剂。药后诸症消失，化验三酰甘油 1.85mmol/L，胆固醇 4.9mmol/L。

【按语】高脂血症多因饮食不节，过食肥甘厚味，损伤脾胃所致。脾虚失运则水谷精微不能正常输布，聚湿为痰，壅塞脉道，阻滞气机，血运不畅，脉络涩滞，痰瘀互结而为病；或中年以后肝肾亏损，肝疏泄功能不畅，不能泌输精汁而引起脾之消谷运化功能失调，导致痰瘀内生。因此，浊瘀互结为本病主要病理因素。由于脾之健运尚赖肝之疏泄，而肝木有赖肾水滋养，故疏肝、健脾、补肾成为调节血脂代谢的重要环节。

☯ 化湿和胃方（张治平方）

【组成】党参、白术、半夏、泽泻、茯苓、丹参、橘络和佛手各适量。

【用法】每日1剂，水煎服，每日2次温服。

【功效】健脾益气，化湿和胃，同时兼化痰瘀。用于高脂血症。

【方解】老中医认为，高脂血症属于气血津液病变范畴，因津液输布代谢阻碍，水湿阻滞、痰瘀交阻。其病机可分虚实两端，虚乃脾弱气虚，实即痰瘀气滞。故化湿和胃重视健脾益气，化湿和胃，同时兼化痰瘀。药用党参、白术、半夏、泽泻、茯苓、丹参、橘络和佛手。

化湿和胃方中重用党参、白术补脾肺之气，以治生痰之源；泽泻、茯苓、半夏利湿化痰，渗水利湿，使邪有出路；"一味丹参，功同四物"，与橘络相配，祛瘀活血，通利血脉，养血补血，祛瘀不伤正，其中橘络又兼理气疏肝之效，更助佛手疏肝解郁理气，调畅气机，与补药相合，补而不壅；与化痰药相伍，气顺痰自消，与活血药相配，气畅血行。诸药相合，标本同治，消补兼施。

【加减】若见气短乏力、心悸、失眠、舌淡、苔薄白、脉细弱或涩者，为脾虚血亏较甚，则合归脾汤加减。另外，在辨证用药的基础上，适当选用现代药理研究证实有降血脂作用的药物，如泽泻、

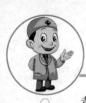
黄芪、半夏、薤白、桑寄生、决明子、何首乌、山楂等。高脂血症患者血脂升高，每伴有血液流变学的改变，呈现高黏、高凝状态，因此可选用同时具有降血脂和改善血液流变学、降低血黏度的活血化痰药物或方剂，如丹参、赤芍、牡丹皮、补阳还五汤、血府逐瘀汤等。若见眩晕、头痛、耳鸣、舌黯红、苔白或薄黄、脉弦滑或细者，为肝风偏盛，酌加天麻、钩藤、决明子、杭白芍、桑寄生等，以平肝潜阳；若见体形丰肥、手足麻木、恶心、舌黯体胖、苔白腻，脉沉而濡者，为痰浊偏盛，酌加川贝母、桔梗、瓜蒌、竹茹等，以增清化痰浊之力；若见肢体麻木伴疼痛，无有休止，舌黯有瘀点、脉涩或弦紧者，为瘀血偏盛，酌加赤芍、川楝子、延胡索、牡丹皮等，以增行气活血之力。

【验案】赵某，女，66岁。2005年1月5日来医院就诊。诊见：脘腹胀满，纳食不馨，肥胖，胸闷不适。大便溏薄，夜寐不安。舌淡体胖，苔薄腻，脉细滑。查血脂：胆固醇7.01mmol/L，三酰甘油2.89mmol/L。B超示：脂肪肝。西医诊断为高脂血症。辨证属脾虚湿胜。治拟健脾益气，宁神化湿，以化湿和胃方为适用于疗。处方：党参18g，白术、茯苓、泽泻、丹参、炒麦芽、炒谷芽各16g，制半夏、制香附、广木香各13g，佛手、橘络各6g，炒川黄连、玫瑰花各3g，炒酸枣仁、首乌藤各28g。每日1剂。水煎分2次温服。7剂。药后脘腹较舒，胃纳好转，大便正常，时有心烦，寐少。上方去炒川黄连、广木香、炒麦芽、炒谷芽，加淮小麦28g，合欢皮、化龙骨各13g。续服7剂后诸症渐平。查血脂：胆固醇5.23mmol/L，三酰甘油1.5mmol/L。再进15剂善后。

☯ 补肾固本汤（康慧萍方）

【组成】枸杞子28g，黄芪28g，菟丝子28g，三棱16g，莪术

16g，当归 16g，赤芍 16g，川芎 9g，山楂 28g，水蛭 16g，泽兰 16g。

【用法】每日 1 剂，水煎服，每日分 3 次服。

【功效】活血化瘀，补肾固本。用于老年高脂血症。

【方解】补肾固本汤中枸杞子、菟丝子固本补肾；黄芪大补元气，以助气血运行；三棱、莪术消瘀破血，既可行血中之滞，又能行气健脾消

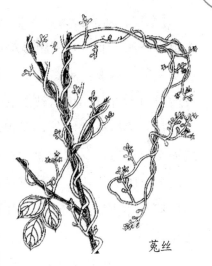

菟丝

积，以促进脂质吸收利用；当归、川芎、赤芍、泽兰化瘀活血。此外，中医在辨证论治的基础上，选用经药理研究证实具有降血脂作用的药物如山楂、水蛭等。将药合用，标本兼顾，共收补肾、化瘀活血之功。一般中老年高脂血症，服用本方 8～10 剂后，大多可获较好的疗效。

【加减】若肾虚明显者，可酌加杜仲、续断等。

【按语】高脂血症为本虚标实之病。以肾虚为本，瘀血为标，其病机为肾虚血瘀。拟定了活血补肾化瘀的治则，并自制补肾固本汤。

☯ 首乌降脂汤（刘浩方）

【组成】枸杞子 16g，制何首乌、熟地黄各 18g，黄精、仙灵脾、生山楂各 28g，泽泻 38g。

【用法】每日 1 剂，水煎服，每日 2 次，早、晚分服。

【功效】适用于老年高脂血症。症状以血脂升高为主要表现，自觉症状不明显，病势较缓或病情较轻者；或偶有头晕失眠，四肢乏力，舌淡红或暗红，苔白，脉沉弦细。

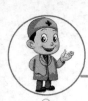

【方解】刘浩认为，高脂血症是血脉脂质代谢紊乱状态所致，中医视为痰浊，血瘀，脏腑虚损所产生的病理产物。病机为本虚标实，虚实夹杂。本虚，主要为肾虚，波及肝脾；标实，是指痰浊，血瘀。故治当固本益肾，佐以祛瘀化痰。方中何首乌、熟地黄、仙灵脾填精益肾，黄精补益脾气，泽泻助脾渗湿，生山楂化瘀消食。现代药理证实何首乌是一味理想的抗动脉硬化的良药；枸杞子、仙灵脾均有减少血脂的作用；黄精有减少低密度脂蛋白（LDL）的作用；泽泻能降低胆固醇的合成；山楂能提高对血浆总胆固醇（TC）的清除。

【加减】脾虚偏重，脘腹胀满，倦怠乏力者，加党参、黄芪各13g，半夏11g；若肾阴偏虚，心烦失眠，口燥咽干，舌红少苔，脉细数者，加女贞子16g，并重用熟地黄；肾阳偏虚，畏寒肢冷，舌淡苔白，脉沉细者，加肉苁蓉16g。

【验案】孙某，女，58岁。患有高脂血症病史5年，平时无不适感觉，近10天来，手中心热，两目干涩，大便干结，舌红少苔，脉弦细数。血脂：总胆固醇9.1mmol/L，三酰甘油3.0mmol/L，证属肾阴不足，且累及肝阴。治则滋补肝肾为主。处方：制何首乌、熟地黄、黑芝麻、黄精各28g，枸杞子、女贞子、菊花各16g，泽泻38g，大黄（后下）3g。连服10剂，症状明显减轻。续再服15剂，诸症消除。复查血脂：总胆固醇6.6mmol/L，三酰甘油1.3mmol/L，高密度脂蛋白1.16mmol/L。

【按语】高三酰甘油血症是高脂血症中的一个类型，与动脉粥样硬化的产生密切相关，是心血管疾病的危险因素之一。其形成乃嗜食膏粱厚味，加之人体脾胃运化功能失常，致使水湿津液停聚于脏腑经络，久则生湿成痰，痰瘀互结。因此，治疗高三酰甘油血症，不仅要看到"痰湿"一面，同时也要看到气血瘀滞一面。临床实践证明，单纯的利湿消痰难于收效，而在利湿消痰的同时加用活血除

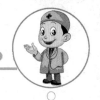

滞之品，方能取得满意效果。

☯ 利水渗湿汤（郑玉清方）

【组成】陈皮 13g，半夏 13g，甘草 3g，泽泻 13g，薏苡仁 28g，茵陈 18g，瓜蒌 16g，焦山楂 13g，荷叶 13g，郁金 13g。

【用法】每日 1 剂，水煎服，每日 2 次，早、晚分服。

【功效】适用于老年高脂血症。症见胸脘痞闷，头身困重，或形体丰腴，头晕目眩，或肢体麻木，口中黏腻，舌苔白腻，脉弦滑。

【方解】利水渗湿汤中，半夏、陈皮利湿化痰，陈皮尚能行气，使气顺痰降，痰化气行；茯苓、薏苡仁化湿健脾；泽泻渗湿利水；荷叶芳香化湿；茵陈祛湿利胆；郁金活血行气，解郁利胆，共奏化湿祛痰，升清降浊之功。

【加减】脾虚者加人参、党参、白术、黄芪健脾益气；肾虚加何首乌、黄精、当归、杜仲补肾益精；肝气郁结、肝阳上亢加决明子、钩藤清泻肝胆郁热；气滞血瘀加香附、陈皮、丹参、赤芍、桃仁理气活血。

【验案】胡某，女，62 岁。1997 年 3 月来医院就诊。近 5 年自觉头晕目眩，全身无力，口中黏腻发甘，右手麻木，食欲欠佳，大便干结不爽，多次查血脂高于正常。查体：舌苔白厚腻，脉弦滑，血压 170/115mmHg，胆固醇 8.6mmol/L，三酰甘油 2.35mmol/L。医生诊断：高脂血症，高血压病。用利水渗湿汤：陈皮、半夏、泽泻、郁金各 13g，瓜蒌、茯苓、茵陈、焦山楂各 16g，薏苡仁 28g。水煎服，每日 1 剂。停用其他调血脂药，降血压药可以继用。连服 6 剂，感周身舒适，口中黏腻感消失，仍肢体麻木，苔稍腻。上方加丝瓜络 13g，连服 18 剂，自觉症状消失，纳食增加。复查胆固醇 6.23mmol/L，三酰甘油 1.51mmol/L。

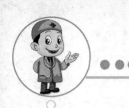
☯ 益气降脂汤（陈焱方）

【组成】红花 16g，葛根、草决明、山楂、何首乌各 28g，泽泻、姜黄、仙灵脾各 18g。

【用法】每日 1 剂，水煎服，每日 3 次，分早、中、晚温服。28 天为 1 个疗程，复查血脂，连用 2 个疗程。

【功效】适用于老年高脂血症。症见倦怠乏力，头晕肢困，腰膝酸软，舌红，苔白腻或黄腻，脉弦滑。

【方解】益气降脂汤在运用时重用黄精、何首乌、枸杞子、仙灵脾、巴戟天滋肝补肾；重用白术、黄芪益气健脾；合用红花、山楂、丹参、当归、桃仁、赤芍化瘀活血，促血运行；配用姜黄、枳实、香附、木香、厚朴行气疏肝，使气机调畅；用苍术、茯苓、泽泻、薏苡仁、藿香等健脾利湿、化痰浊。诸药合用，扶正祛邪，化浊祛瘀而不伤正，滋肝补肾健脾而不留邪。

【加减】偏脾虚湿胜者，加苍术、茯苓、莲子肉各 16g，薏苡仁 18g；偏脾肾阳虚者，加黄芪 28g，白术 16g，巴戟天 18g，制附片 6g；偏气阴两虚者，加黄芪 28g，麦冬、五味子、生地黄各 16g；偏肝肾阴虚者，加知母、黄精各 16g，枸杞子 18g；偏痰湿内生者，加藿香、茯苓、半夏各 16g，陈皮 11g；偏气滞者，加枳实、香附、木香、厚朴各 16g；偏血瘀者，加丹参 28g，当归、桃仁、赤芍各 16g。

【验案】钱某，女，65 岁，2002 年 6 月来医院就诊。患者头晕、乏力、嗜睡、体倦神疲，舌质黯红、有小瘀点，苔黄白厚，脉弦。患高血脂症已 3 个月余，近日症状加重，肝功正常，血脂：胆固醇 8.01mmol/L，三酰甘油 3.02mmol/L，高密度脂蛋白 0.98mmol/L。益气降脂汤治疗。处方：葛根、草决明、何首乌、黄芪各 28g，红花、白术、天麻各 16g，泽泻、姜黄、山楂、仙灵脾各 18g。每日 1 剂，

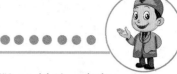

水煎 3 次，将药液混合后，分早、中、晚温服。连服 10 剂后，诸症大减；继服 15 剂后，症状消失；再用 1 疗程，复查血脂正常。

【按语】高脂血症的发生是由于过多食入膏粱厚味，或因体内脂质代谢紊乱所致。若患者素体有肝肾虚损，再加之，胃失和降，脾失健运，肝失疏泄条达之职，均可使脂质代谢紊乱，而致本病。在益气降脂汤的基础上，辨证变化运用，均可取得较为满意的疗效。

☯ 祛瘀生新汤（钟洪方）

【组成】红花、桃仁、生地黄、赤芍、川芎、丹参、当归、泽泻、地鳖虫。

【用法】每日 1 剂，水煎服，每日 2 次，早、晚分服。

【功效】适用于老年高脂血症。症见头晕肢困，形体肥胖，胸闷脘痞，倦怠乏力，舌淡苔白腻或黄腻，或有瘀点瘀斑，脉弦滑。

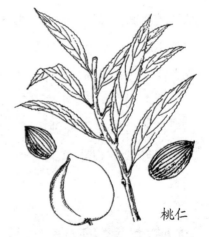

桃仁

【方解】祛瘀生新汤中桃仁破瘀强劲，红花行血力胜，二药伍用，药力促进，通络活血，生新祛瘀；生地黄入肾，补阴壮水，白芍入肝，敛阴益血，二味为补血之正药；当归性柔而润，补血活血，调经祛瘀，川芎辛温香窜，活血行气，二药配伍，互制其短而展其长，气血兼顾，活血养血，行气祛瘀；泽泻甘淡，泄浊渗湿；丹参性味苦寒，祛瘀活血；地鳖虫搜剔通络，活血散瘀。全方共奏化瘀泄浊、祛瘀生新之功。

【加减】随症酌情加减。

【验案】赵某，女，49 岁。2004 年 10 月 13 日，来医院就诊：

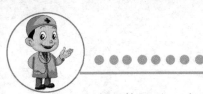
患者形体肥胖，多食肥甘，身体乏力，动则气急，伴脘痞胸闷，恶心欲吐，头目眩晕，苔薄腻，舌质淡胖边齿印，脉细滑。医生查血脂示：胆固醇 10.12mmol/L；三酰甘油 6.58mmol/L。证属脾肾气虚，痰浊瘀阻。治拟祛瘀生新汤。处方：桃仁 11g，红花 6g，生地黄 11g，当归 11g，川芎 13g，白芍 11g，丹参 16g，泽泻 11g，地鳖虫 7g。二诊：服上方 10 剂之后，脘痞胸闷、动则气急减，头目眩晕依然，苔薄白腻质淡脉滑。乃痰湿凝滞，脾虚湿困，清浊升降失司，嘱尽量节制肥甘腥腻及动湿生痰之品。继以原方再进。三诊：上方连服 15 剂后，诸症均明显减轻，检测血脂数据结果示：胆固醇 4.56mmol/L，三酰甘油 3.01mmol/L，高密度脂蛋白 2.01mmol/L，舌淡苔润脉细。证属痰湿渐化，清浊渐分，脾肾功能逐渐恢复，治拟和胃健脾，调理善后。处方：半夏 13g，陈皮 11g，太子参 16g，茯苓 13g，白术 11g，甘草 6g，当归 13g，白芍 11g，生山楂 16g，生麦芽 16g，白扁豆 16g，鸡内金 6g。

【按语】本病例中医从泄浊化瘀、健脾养肝、和胃健脾三个阶段治疗高脂血症，但痰浊瘀阻于心脉，久则易成胸痹，阻于脑络，易成中风，故唯以泄浊化瘀为要。故拟泄浊化瘀汤，紧扣高脂血症病机。

☯ 破血祛瘀饮（吴德兴方）

【组成】水蛭 8g，黄芪 28g，柴胡 16g，山楂 11g，川芎 9g。

【用法】每日 1 剂，水煎服，每日 2 次，取汁 200 ml，早、晚分服。28 天为 1 个疗程。

【功效】活血益气，疏肝降浊。适用于高脂血症，证属脂浊阻络，气虚血瘀。

【方解】破血祛瘀饮中，黄芪为补气主药，升提胸中大气，令气足以帅血行，更兼健脾益气，使津渡输布得以正常；水蛭为臣药，祛瘀破血，"稀释血液"，以利血脉畅通；山楂导滞消积、化瘀活血，柴胡疏肝解郁、调畅气机，共为佐助；川芎行气活血，为血中之气药，性善走散，能引药上达巅顶，下走四海，是为使药。诸药合用，使脉道通、血流畅，津液运行有序，自可使脂类代谢恢复正常。临床观察，西药加用黄芪调脂饮对高脂血症有满意疗效。

【加减】脾气虚甚者斟加白术 16g，党参、茯苓各 13g；肝肾不足者加何首乌 16g，枸杞子 11g，菟丝子 13g；痰浊甚者酌加瓜蒌、石菖蒲各 13g；瘀血甚者酌加红花、桃仁各 13g。

【验案】胡某，女，63 岁，干部。1989 年 2 月 8 日来医院就诊。患者有高血压和高脂血症 8 年，屡经中西药治疗，时好时坏，病情反复。近 12 天因用脑过度致病情加重。刻诊：头晕眼花，甚则欲仆，伴失眠多梦，腰膝酸软，口干，便干，舌红，苔薄黄，脉沉弦。脑血流查示，脑动脉硬化，血脂检查：总胆固醇 16.78mmol/L，三酰甘油 6.55mmol/L，β脂蛋白 5.8mmol/L，血压 195/110mmHg。辨证：水不涵木，肝阳上亢，痰阻清窍。治法：滋水涵木，平肝潜阳，化痰清头。

上方为宗续服 30 余剂，头痛头晕明显减轻，血压降至 145～160/95～105mmHg。继以黄芪 9g，柴胡 16g，泽泻 16g，石菖蒲 16g，生山楂 16g，罗布麻 16g 煎汤代茶，每日频饮。坚持 3 个月，诸症基本消失，血脂各项均明显减少，总胆固醇 11.5mmol/L，三酰甘油 4.8mmol/L，β脂蛋白 5.8mmol/L。

☯ 丹参降浊汤（卢集森方）

【组成】炙黄芪 16g，橘络 6g，炒白术 13g，清半夏 13g，泽泻 13g，丹参 16g，姜黄 13g，虎杖 16g。

【用法】水煎服，每日 1 剂，每日分 3 次温服。

第三章 高脂血症

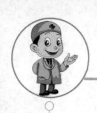

【功效】化痰降浊，健脾益气，行气化瘀。用于高脂血症。

【方解】中医认为，高脂血症病因多为饮食不节、喜食肥甘厚味所致，与体质因素和生活方式有关。病机关键在脾失健运，痰瘀互结。以降浊化痰、化瘀活血为主以治其标，辅以益气健脾、强本清源以治其本。丹参降浊汤方选橘络化痰通络、行气活血为主药，以涤脉络之痰瘀；半夏功擅利湿消痰，泽泻渗湿降浊，以乏生痰之源；丹参化瘀活血，姜黄活血行气，虎杖活血散瘀兼能清热利湿，三药以助橘络化痰通络、活血行气之效；炙黄芪、炒白术益气健脾化湿，以助降浊化痰、祛瘀行气之力。诸药相合，共奏化痰降浊、行气化瘀以治其标，益气健脾、强本清源以治其本之功效。

【加减】若胸闷刺痛阵作，属胸阳不宣，心脉瘀阻者，酌加桂枝 13g，薤白 13g，瓜蒌 13g，赤芍 13g，川芎 16g 以宣通心阳，活血通脉。若肢体麻木，属痰瘀阻络者，酌加胆南星 13g，苏木 13g，鸡血藤 28g 以化痰祛瘀，活血通络。若大便干结难下，属热郁津亏者，酌加大黄 13g，生地黄 16g，玄参 16g，麦冬 16g，以泻热增液通便。若月经后期或痛经，经色紫暗夹块者，酌加泽兰 13g，益母草 16g，桃仁 13g，红花 13g，以化瘀调经。若腰膝酸软疼痛，眩晕耳鸣，属肾虚者，酌加桑寄生 16g，杜仲 13g，枸杞子 16g，女贞子 16g 以补肾壮腰。若头痛经久不愈，痛如锥刺不移，入夜尤甚，属血瘀脑络者，酌加川芎 16g，水蛭、全蝎各（研末装胶囊冲服）3g 以活血化瘀通络。若胁肋胀痛，急躁易怒，属肝郁气滞者，酌加柴胡 13g，郁金 13g，香附 13g，川楝子 13g 以疏肝理气。若头晕且胀，面红目赤，胁肋灼痛，属肝郁化火者，酌加栀子 13g，龙胆草 6g，黄芩 13g 以清肝泻火。若眩晕耳鸣，头目胀痛，头重脚轻，属肝阳偏亢者，酌加钩藤（后下）16g，刺蒺藜 16g，生石决明（先煎）16g 以平肝潜阳。

【验案】宋某，女，56 岁，工人。1986 年 11 月 5 日来医院就诊。患者 5 年来经常头痛、头晕，血脂各项均显著增高，多次用菊花降脂饮、强力天麻片等，疗效欠佳。近因工作繁忙，头痛加重。刻诊：满头跳痛，每紧张或用脑过度则加剧，甚时如刺，查见形体偏胖，舌暗红，边尖发紫，口干，脉沉弦涩。心电图查示心肌缺血，脑血流图查示脑动脉硬化一度。辨证：痰蕴血瘀，痹阻清宫。治法：化痰祛瘀，荣脑升清。

上方水煎服，每日 1 剂。

连服 30 余剂，头痛头晕渐愈，又服 30 余剂，血脂复查各项均接近正常（胆固醇 6.9mmol/L，三酰甘油 2.1mmol/L）。

【按语】本方为老中医治疗老年高脂血症验方。本病的形成与痰浊凝聚有关。血脂犹如营血津液，为人体水谷化生之精微物质，输布全身，贯注血脉，以温煦肌肤，濡养五脏百骸。煦濡相得，水精四布，五经并行，痰浊无从产生。如果脏腑功能失调，水津停滞成饮，精化为浊，痰浊内聚，则成本症。总之，脾虚、肾虚是高脂血症的病理基础，痰浊是脾虚、肾虚的病理产物。

化痰利湿汤（李玉奇方）

【组成】桂枝、炙甘草各 6g，橘红、姜半夏、茯苓、炒白术、枳壳、竹茹、猪苓、泽泻、赤芍、九节菖蒲各 16g。

【用法】水煎服，每日 1 剂，每日分 2 次温服。

【功效】活血理气，化痰利湿。用治高脂血症。

【方解】化痰利湿汤为温胆汤、五苓散、四物汤三方的化裁。方中以橘红、姜半夏为君药，利湿化痰；臣药为茯苓、炒白术、枳壳、竹茹、猪苓、泽泻、九节菖蒲、赤芍，利湿健脾，化瘀活血；佐以桂枝通阳温经；使以甘草补中调和诸药，共奏化痰利湿，活血理气之功。

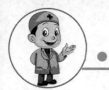

【加减】痰瘀互结兼肝郁气滞，基础方合逍遥散化裁。痰瘀互结兼脾气亏虚，基础方加党参，重用白术。痰瘀互结兼气阴两虚，基础方合生脉散化裁。痰瘀互结兼脾胃湿热，如临床可伴见口干渴或渴不欲饮，身热汗出，咳痰黏腻不爽色黄或白，胃脘灼热，口苦心烦，多食易饥，便干或黏腻排便不利，小便黄赤短少，舌质红，舌苔黄厚腻，脉滑数有力等症，基础方合半夏泻心汤或小陷胸汤化裁。痰瘀互结兼肾气亏虚，基础方合金匮肾气丸化裁。在基础方使用上，根据临床实际，在用量上还随症增减：例如头重眩晕、下肢水肿者常加大茯苓、泽泻用量，至 28g 之多；气化失司较重者，常加少量制附片，常用 3～4g。认为制附片有温阳之功，"阳化气"，助阳才能生气，温化才能促进气化。少量能"少火生气"，量大则"壮火食气"，不利于恢复气机气化。对痰湿蒙蔽清窍，清窍失灵者，主张在基础方中加杏仁、豆蔻、橘络、桔梗、菖蒲、薤白等轻苦微辛，具有流动功效的中药，以调畅气机，恢复"气化"。

【验案】李某，65 岁。1997 年 3 月来医院就诊。患者近 5 年自觉头晕目眩，头昏困重，身乏无力，口中黏腻发干，右臂麻木不适，食欲欠佳，大便黏滞不爽，多次查血脂高于正常。舌苔白厚腻，脉弦滑，血压 160/105mmHg。胆固醇 85mmol/L，三酰甘油 21mmol/L。诊断：高脂血症，高血压病。辨证：痰浊凝聚。治法化湿祛痰、降浊升清。

上药连服 10 剂后，诸症大减；继服 25 剂后，症状消失；再用 1 个疗程，复查血脂正常。

【按语】高脂血症属中医"气血津液病"范畴。血脂由津血化生而成，本当输布周身，为五脏六腑所用。如因脏腑功能失调，气虚无力推动津液运行，或血脉瘀阻而津液流动困难，均可导致脂浊沉积，变生诸疾。

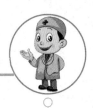

第四章
心律失常

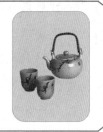

☯ 温通经脉汤（王儒平方）

【组成】桂枝 11g，熟附子（先煎）13g，细辛 10～16g，巴戟天 13g，仙灵脾 16g，黄芪 30～60g，红参（另炖）6～16g，麻黄 4g，炙甘草 13g。

【用法】每日 1 剂，水煎服，早、晚 2 次，28 天为 1 个疗程。饭后服。

【功效】适用于心气不足、心律失常，心阳不振证，其症心悸不安，面色苍白，胸闷气短，乏力、形寒肢冷，舌质紫黯、苔白滑，脉沉细缓。

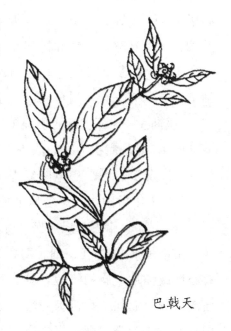

巴戟天

【方解】温通经脉汤以熟附子、巴戟天、仙灵脾温经通脉，振奋心肾阳气；红参补元气，鼓舞气血运行；黄芪、炙甘草补心益气；细辛、桂枝、麻黄活血温经散寒，宣畅心脉。尤其细辛，性味辛温，

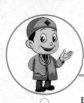

既温运心阳，又鼓舞肾阳，斡旋上下，用量 10～16g，轻则难以奏效。全方具散寒温阳、益气复脉之功，并于临床变通，可使心阳振奋，痰化瘀消，心脉复畅，失常之心律恢复正常。

【加减】肾阳偏虚，加仙茅、鹿茸、补骨脂、肉苁蓉；脾气虚弱，加白术、党参、茯苓、砂仁、陈皮；夹瘀血，加丹参、川芎、三七粉（冲服）；心气不足较甚，重用黄芪，减少熟附子、细辛用量；夹痰浊，加制胆南星、制半夏、竹茹、川贝母。

【验案】李某，男，65 岁，农民。1996 年 7 月 4 日来医院就诊。患者有冠心病史 5 年，现感心悸胸闷，失眠多梦，头晕甚则昏厥，汗出肢冷，不能胜任家务劳动。舌质紫黯、苔白滑，脉沉细缓。心电图检查：窦性心动过缓伴窦房传导阻滞、慢性冠状动脉供血不足。心率 43 次/分钟。证属心气不足，心肾阳虚，心络瘀阻，治以温阳益气、化瘀复脉。予经脉汤加味。药用：熟附子 13g（先煎半小时），桂枝 13g，红参（另炖）13g，黄芪 60g，仙灵脾 16g，巴戟天 16g，细辛 13g，麻黄 4g，川芎 13g，丹参 16g，砂仁（后下）6g，炙甘草 13g。服药 10 剂后，诸症明显好转，心率 56 次/分钟。上方稍事加减继服 15 剂，症状消失，心率 65～70 次/分钟，律齐，苔白，舌质转红润，脉沉有力。心电图复查基本正常。为巩固疗效，继服中药 3 个疗程，1 年后随访，患者体健能胜任家务劳动。

【按语】心律失常属中医"惊悸""眩晕""胸痹""厥脱"等范畴。中医摸脉象以沉、细、弱、迟、涩、结、代为主，临床表现常有心悸或怔忡，胸闷气短，腰膝酸软，疲乏无力，耳鸣，纳差腹胀，便溏尿频等症状。病机为心气不足，心肾阳虚；气虚无力推动血运，则心血阻滞；阳虚则寒凝，痰浊不化。治当标本兼顾。

☯ 人参保元汤（王辉方）

【组成】上等白参 13g（或红参 13g），人参（根据病情选用）西洋参各 3～5g，炙黄芪 28g，肉桂 8g 或桂枝 13g，炙甘草 6g，甘松 13g。

【用法】每日 1 剂，水煎服，早、晚 2 次，28 天为 1 疗程。

【功效】本方适用于心律失常心阳不足、心气亏虚证，其症心悸胸闷，动则气短，四肢乏力，面色苍白，舌质淡嫩，苔白，脉结代。

【方解】保元汤出自《博爱心鉴》、由炙甘草、人参、肉桂、炙黄芪组成，人参补元气，以正君主，炙甘草补心气通心脉，桂枝（或肉桂）、炙黄芪性味甘温补中，以助参草之力，具有益气温阳，宁神通脉之功，适其喜明善动之性，实为正"君主"，治心悸之要方。在治疗心律失常过程中，治疗阶段是重要的，但取得疗效之后，要重视巩固阶段，尤其病程长，体质虚的患者，都宜较长时期的巩固治疗，否则将会前功尽弃。

【加减】心虚胆怯者，加龙齿、磁石、合欢皮、远志；心血不足明显，加当归、白芍、龙眼肉、阿胶；心肾不交、冰火失济加川连、麦冬、天冬、生地黄；心阳不振加附片、龙骨、牡蛎；心血瘀阻加丹参、桃仁、红花。

【验案】范某，女，68 岁，退休干部。有心脏病史 15 年余，近 3 个月病情加重，心率越来越慢，曾多次出现过"晕厥"，1996 年 11 月在上海人民医院诊断：病态窦房结综合征，并建议安装人工心脏起搏器，因本人恐惧而未实施，回本地服中药。刻诊：气短无力，胸闷心悸，形寒肢冷，舌淡，脉沉迟。中医证属心阳亏虚，鼓动无力之心悸，予保元汤加减应用，药用：红参（另炖）13g，肉桂 8g，炙黄芪、丹参各 28g，附片（先煎）、当归各 11g，炙甘草 6g，服药 7 剂，心率由 42 次/分钟提高至 48 次/分钟，自觉症状减轻，继服半个月，心率增至 56 次/分钟，临床症状消失，压低的 ST 段恢复正常。上方附片减至 6g，连服 30 天，心率维持在 58 次/分钟左右，自觉良好，后在上方基础上加龟胶、鹿角胶、西洋参、紫河车、枸杞、

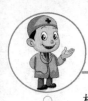

杜仲、焦山楂、淫羊藿研末为丸，巩固治疗 3 个月。1997 年、1998 年立冬前，在上方基础出入研末为丸巩固治疗，至今 4 年余一切正常。

☯ 益气通阳方（施奠邦方）

【组成】桂枝 13g，黄芪、丹参各 16g，细辛 3g，制附子（先煎 1 小时）、红花、川芎各 9g，郁金 13g。

【用法】水煎服，每日 1 剂，每日分 3 次温服。

【功效】通阳益气，化痰祛瘀。用于病态窦房结失常综合征。

【方解】病态窦房结综合征大多老年人为冠心病所致，而中医辨证多见为心肾阳虚、痰瘀交阻。治疗该病的基本方以通阳益气、祛痰祛瘀并治为主要大法，使患者阳气恢复、血畅痰化、心脉复振和全身气血健旺。所取用药物结合药理药效，一般都是具有扩张冠状动脉、提高冠状动脉血流量和强心的作用。中医强调治疗本病，遣方用药应注意辨证和辨病相结合，现将方中药物作简单介绍。黄芪：升阳补气，利湿健脾。配附子能补气助阳，和人参同用升阳补气，有强心作用，具有明显的扩张外周血管、冠状动脉血管、脑血管，改善微循环作用。常用于治疗气阳虚衰之心力衰竭、冠心病、原发性高血压。人参性味大补元气，益智安神。宋淑艺曰："人参治疗心脏疾患，可谓高他药一筹……尤其治疗脉律异常而言。不仅能脉数变慢，也可使脉缓变快，也可使脉律不齐得到恢复。"本方取用红参，其性偏温，适用于本病气弱阳虚之证。桂枝：本方取其通络温经，化气通阳。中医《伤寒论》桂枝与甘草相伍辛甘化阳，用于阳虚心悸，可对阳气因寒邪、痰浊、瘀血等困阻而不得畅通用之有显效。因为桂枝性味辛能通、温能散，故可使痰浊消、瘀血散、寒邪解、阳气通。桂枝用于治疗病态窦房结综合征起始量可 13g，但逐步加至 15～18g，量不足其效不显。附子：辛甘大热，归心、肾、脾经。附子有温阳利水、强心利尿之功。用其治疗缓慢型心律失常有显效。可改善房室传导，提高心率，恢复窦性心律。细辛：本品为手少阴引经药，对阳虚型心绞痛和病态窦房结综合征有显著疗效，临床研究表明，细辛可能为直接或通过神经调节改善窦房结起搏功能，并有提高房室结及希氏束传导作用，是治疗缓慢型心律失常较有前途的药物。用以治疗病态窦房结综合征一般起始用量均较大，个案报告可用 16g，但应逐渐加大量，并注意观察。红花、丹参：均为化瘀活血药，而丹参祛瘀为主更有养血之功效，目前此二药广泛用于冠心病的治疗，它们都能扩张冠状动脉，提高冠状动脉血流量，改善微循环和降低血脂。郁金：化瘀活血药，也为痰瘀同治的药物。中医《本草汇言》谓其"清气化痰，散瘀血之药"，具有抑制血液黏度，抑制胆固醇及抗动脉粥样硬化作用，沈师常用于治疗冠心病。茯苓：性味甘淡平，入心、脾、肾经，渗湿利水，安神健脾，本品用于治疗心神不宁，惊悸失眠。《世补斋医书》"为治痰之主药。痰之本水也，茯苓可以行走痰之功也，茯苓又可以行湿"。

总之，病态窦房结综合征常见老年人于冠心病，以心肾阳虚、痰瘀痹阻为多见，故治以化痰益气温阳祛瘀法。经治疗后，患者症状和心电图可同时得到改善，部分患者心电图虽未改善，但患者气短、心悸、畏寒、肢冷诸症有明显改善。

【加减】心烦失眠，加柏子仁、酸枣仁、首乌藤各 13g，远志、炙甘草各 9g；腹胀食差，去黄芪，加砂仁、炒枳壳各 6g，厚朴 9g，山楂 13g，茯苓 11g；气阳虚甚，加红人参（另煎兑服）6g，淫羊藿、补骨脂各 13g；痰浊瘀阻甚，加法半夏、石菖蒲各 9g，三七粉（分 2 次冲服）3g。

【验案】张某，女，58 岁，汉族，于 2000 年 3 月初诊。几年以来气短、心慌、头晕（未发生晕厥），心电图：窦性心动过缓，ST－T 异常，经食管调搏确诊：病态窦房结综合征。因经济条件有限，未能安装永久人工心脏起搏器。近几天症状加重，心慌、气短、头晕，甚则欲仆，舌质黯红，舌体胖大，苔白腻，脉沉缓，经人介绍求治中医。急则治标，先予温补心阳、化瘀祛痰法，以益气通阳治之。处方：红参（另煎兑服）6g，丹参、黄芪各16g，茯苓、桂枝各13g，细辛3g，制附子（先煎1小时）9g，远志、半夏、炙甘草、红花、川芎各9g，郁金13g。每日1剂，水煎早、晚饭后服。服用15剂后诸症大减，偶有心慌，无头晕、气短，腻苔转净，舌仍黯红。上方去半夏、红参、制附子、细辛，加炒白术、首乌藤，健脾养血，调服月余，已无心慌。复查心电图：窦性心律，ST-T未见异常。

☯ 安神定志汤（郭清华方）

【组成】丹参28g，牡蛎28g，地龙28g，炒酸枣仁28g，炙甘草9g，麦冬11g，浮小麦28g，柏子仁11g，首乌藤28g。

【用法】水煎服，每日1剂，每日分2次服。

【功效】安神定志，滋补心血。用于冠心病所致的各种心律失常。

【方解】安神定志汤方甘麦大枣汤化裁而成，其方义为滋心补血，安神定志，从而从根本上矫正心神不宁、惊惕不安等心血不足证候。中医药理研究表明浮小麦、麦冬、大枣、炙甘草含有丰富的糖苷、氨基酸，具有稳定机体功能，营养心肌之作用；丹参、地龙有明显镇定和扩张冠状动脉，改善冠状动脉循环等功能。在此基础上，可根据脉症，灵活化裁。

☯ 扶助心阳汤（腾士超方）

【组成】制附子（先煎）18g，麻黄16g，细辛5g，红参18g，丹参 23g，麦冬 16g，当归 16g，郁金 16g。

【用法】水煎服，每日 1 剂。

【功效】扶助心阳，温补脾肾，温养气血并佐以滋阴活血。

【方解】中医认为缓慢型心律失常属中医学"迟脉症"，以脾肾阳虚为本，心气不足、心阳痹阻为标。在治疗方面中医强调温肾补脾、扶心助阳、温气养血并佐以滋阴活血之品，自拟扶助心阳治疗缓慢型心律失常取得良好疗效。细辛剂量可以加大，根据病情严重程度

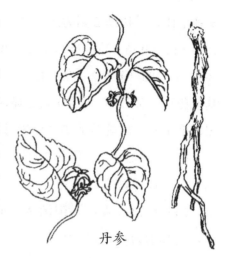

丹参

逐渐增至 16g，不必拘于"细辛不过钱，过钱赛人言"之说，认为古人所指"细辛不过钱"的说法是指其研末吞服而言，入煎剂剂量可加大。根据多年临证经验，笔者认为本方对单纯缓慢型心律失常取效较快，而对快慢交替者则须长期治疗，此时红参宜改为西洋参，细辛亦应酌情减量，做到通常达变，方能取效。

【验案】胡某，女，50 岁，患者心慌、气短反复发作 25 年，加重 7 天，于 2000 年 12 月 2 日初诊。自诉 5 年来无明显诱因反复出现心慌、气短，身体乏力，未曾系统治疗。近几年做过多次心电图，示窦性心动过缓、窦性心律失常。患者曾拒绝省级医院建议心脏电生理检查及安置心脏起搏器。3 天来上述症状加重，特求中医治疗。入院时患者心悸气短，胸闷，全身乏力，夜尿频多，汗出肢冷，时有腰酸，失眠多梦，舌淡苔白，脉沉迟。血压 130/90mmHg，双肺呼吸音清，心界不大，心率 45 次/分钟、律不齐，各瓣膜听诊区未闻及病理性杂音，一般状态尚可，肝脾肋下未触及，双下肢无水肿。心脏彩超示：①左心房高限值；②二及三尖瓣轻度反流；24h 动态心电图示总心率

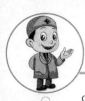

96 803 次，窦性心律，最快心率 143 次/分钟，最慢心率 42 次/分钟；FT₃、FT₄、TSH 正常。中医诊为心悸（心阳不振），治以温阳益气、安神定悸，予扶助心阳为主加减，药用制附子（先煎）16g，细辛 5g，红参 18g，麻黄 13g，当归 16g，川芎 18g，肉桂 13g，生龙骨（先煎）16g，生牡蛎（先煎）16g，甘草 5g，每日 1 剂。治疗期间患者未应用其他药物。服药 10 天后症状明显改善，心率上升至 90 次/分钟，心电图结果正常。出院后随访 3 年未见复发。

【方解】心者，"君主之官"，喜明善动是其功能特性，心悸（心律失常）起因甚多，然终归心气不正，其动无时，在老年心律失常中，因其精血亏虚，元阳渐竭，故动力不足十之八九。治之当助其气，复其动为要诀。

☯ 补气升陷方（陈华琴方）

【组成】党参、丹参、益母草、甘松各 10～16g，生黄芪 15～28g，白术、白芍、当归、川芎、泽兰、麦冬各 13g，五味子 3～5g，生甘草 6g。

【用法】每剂煎 2 次，每日 1 剂，合并后分早、晚服。

【功效】调补气血。适用于小儿顽固性心律失常。

【方解】补气升陷方重用黄芪补气升陷，治胸中大气下陷，气行导致血行。小儿可用至 50g。治疗开始时用 16g，如无胸闷、口干等症状则加量用 28g，甚者 50g。兼用党参、白术健脾益气；当归、白芍养阴补血；五味子、麦冬生脉益气滋阴；益母草、泽兰、丹参、川芎通络活血，甘松芳香健脾、止痛理气。但对其特殊香味，个别患儿不欢迎。

【加减】气阴两虚：症见心气虚症状兼有口干欲饮、大便干结，舌胖苔少，舌质偏红或花剥。治则为益气养阴、活血通脉。用基本方加沙参、石斛各 13g。心阴虚：症见心烦寐少，夜间叹气，舌苔少质偏红或花剥，脉细结。治法同气阴两虚型去参芪加生地黄 13g。湿热火旺：症见胸闷、纳呆、叹气、烦躁易怒、夜寐欠安、梦多头晕、便干、苔黄腻或薄黄、舌质红或舌尖红、脉小滑。治则为清热化湿或清心泻火、活血通脉。若湿热为主，用基本方去参芪，加黄连 3g，甘露消毒丹（包煎）13g。若心火偏亢，用基本方去参芪加川黄连 3g，生地黄、栀子各 13g。心气虚：症见乏力、胸闷或叹气、食欲正常或稍差，苔薄白、质正常或偏淡，舌体微胖，脉细、结或代，有的患儿无主诉，但见舌体微胖。治则为益气活血通脉，以基本方为主。心脾气虚伴湿阻：有心气虚症状兼纳呆，汗多或有水肿，舌苔白腻，舌体胖，脉沉细，或结、代。治则为燥湿健脾，活血通脉。用基本方去党参、黄芪，加苍术 6～9g，川厚朴 6g，苦参 13g。心气虚伴血瘀：症见心气虚症状兼舌有瘀点或舌质偏黯。治则为益气活血化瘀，用基本方加活血化瘀药如赤芍 13g，红花 9g，或王不留行 13g。

【验案】李某，男，79 岁。1985 年 12 月 22 日初诊，患者主诉心肌炎后心律紊乱 1 年余，心电图示室性期前收缩并行节律，曾用普萘洛尔、胺碘酮、丹参静脉滴注治疗，治疗期前收缩消失，但停药后又反复收缩仍多，每分钟 5～25 次，有时呈四联律；改用丙吡胺无效，再用胺碘酮 4 个月余，期前收缩仍多，换用普罗帕酮，服用 6 个月，停药后期前收缩依旧（120 次/5 分钟），并诉纳呆、胸闷不适、气短、二便正常，苔薄，舌微胖，脉细、结，心率 100 次/分钟，期前收缩 12 次/分钟。中医辨证为心气虚，药用：生黄芪 28g，丹参、党参、益母草、当归、泽兰、茯苓、焦六各 13g，半夏 9g，陈皮、炙甘草各 6g，甘松 16g。以此方为主加减用药，服药 3 个月期前收缩消失，服药 5 个月后查心电图正常，改服生脉饮、健脾丸，停药 10 个月复查心电图仍正常，5 分钟心电监护未见期前收缩。

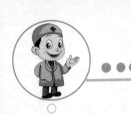

苦参纠律汤（阎振文方）

【组成】苦参 38g，三七 18g，茵陈 28g，当归 18g，川芎 16g，丹参 28g，桑寄生 16g，制半夏 16g，黄芪 23g，黄连 6g，绞股蓝 100g。

【用法】水煎服，每日 1 剂，每日分 2 次服。

【功效】用于频发性室性期前收缩。

【方解】"阴阳气血不足"是本病的关键所在，多伴有"痰湿内蕴、湿热内蕴或血滞或瘀之邪实"。苦参纠律汤中三七具有散瘀活血之功，其中所含的总皂苷对室性期前收缩有抑制作用，对各种药物性心律失常有保护作用；苦参抗心律失常原理为加强心肌细胞膜 K^+、Na^+ 传导系统，使心肌应激性降低，延长绝对不应期，由此控制了异位起搏点；茵陈能明显提高冠状动脉血流量，并可使电刺激所致的离体兔心室颤动恢复为强有力的节律性收缩；当归抗血栓形成，减少心肌耗氧量，抗心律失常有类似奎尼丁样作用；丹参、川芎能使冠状动脉扩张，血流量提高，降低心率，提高心肌心缩力；桑寄生所含的黄酮类物质有扩张冠状动脉及降低心率作用；半夏可减少室性期前收缩的发生；黄芪有扩张冠状动脉，提高血流量，使血液中血浆环磷酸腺苷含量增高的作用；黄连有使细胞有效不应期延长，以利于打断折返环，使之不易形成，且能提高心室颤动阈值；绞股蓝有促进胆固醇的排泄，较大剂量有减少室性期前收缩发生的作用。笔者在纠律汤组方时，充分考虑了上述中药药理作用，所以取得了与美西律片一致的满意疗效。特别是室性期前收缩伴有心动过缓、传导阻滞、低血压患者美西律片不能用时，纠律汤却能照常使用。

【加减】心动过缓（脉迟缓）者加人参 10～16g；血压高者加葛

根 28g；兼气滞血瘀者加红花 13g，赤芍 13g；胸闷者加瓜蒌壳 16g；失眠多梦者加五味子 13g，珍珠母 16g。

☯温通心脉宁（张泽生方）

【组成】龙骨、牡蛎各 18g，黄芪、葛根、丹参各 28g，当归、白芍各 16g，桂枝、川芎、五味子各 13g，甘草 6g。

【用法】水煎服，每日 1 剂，每日 2 次，早、晚分服。生脉液 100ml 入 5％葡萄糖液 250ml 中静脉滴注，糖尿病患者改葡萄糖为 0.9％生理盐水 250ml。

【功效】活血益气，安神定悸，温通心阳。适用于心律失常。

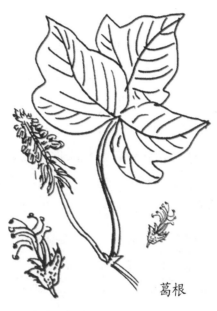

葛根

【方解】温通心脉宁方中黄芪、丹参补气活血，提高心肌血液循环，营养心肌，川芎活血、补血养血辅助黄芪、丹参；葛根通脉升阳；桂枝温阳通心；龙骨、牡蛎潜镇安神定悸；五味子敛心气，安心养神，白芍止痛缓急。据现代医学药理研究，黄芪有扩张冠状动脉血管及强心的作用，能加强正常心肌的收缩，对中毒或疲劳衰弱的心肌更显著；葛根水煎液、醇浸膏、总黄酮及葛根素均具有明显扩张冠状血管作用，能使进入缺血区和非缺血区的冠状动脉血流量提高，明显降低急性心肌梗死患者心肌耗氧量，改善缺血，降低心肌坏死范围，还具有 β 受体拮抗药效应。桂枝、丹参、五味子、川芎均有解除冠状动脉痉挛，增加冠状动脉血流量，抑制血液黏稠度，改善心肌微循环，缓解缺氧状态

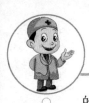

的作用。诸药配伍后，具有活血益气，温阳通心，安神定悸的作用。心脉宁加减治疗冠心病、心律失常，功效在于益气补虚，温阳通心，化瘀活血，通络化痰，解郁理气，调节情志，宣畅气机，疏通心脉，达到气运，血行，痰消，情畅之目的。

【加减】肾阳虚加山茱萸 16g；肾阴虚加牡丹皮、生地黄各 13g；胃脘胀满加枳壳 13g；失眠加酸枣仁、远志各 16g。合并心房颤动心力衰竭者配合西药毛花苷 C、地高辛除颤，纠正心力衰竭。兼气郁加柴胡、郁金各 13g；咳嗽痰多加二陈汤，肺热加黄芩 13g；脾虚加四君子汤；脾虚湿浊加薏苡仁、白豆蔻各 13g。

【验案】杨某，男，65 岁。胸闷，心律失常，心慌 5 年，加重半个月。以冠心病收住入院。血压 130/90mmHg，心率 109 次/分钟，心律绝对不齐，心音强弱不等。医院心电图提示：快速心房颤动、频发室性期前收缩、冠状动脉供血不足。医生查体诊断：冠心病、心律失常、快速心房颤动，给药物（毛花苷 C）除颤，纠正心律，营养心肌，改善心肌血液循环，中药心脉宁：黄芪、葛根、丹参各 28g，龙骨、牡蛎各 18g，当归、白芍各 16g，桂枝、川芎、五味子各 13g，甘草 6g。每日 1 剂，水煎服，早、晚各 1 次，用药后，胸闷、心慌缓解，精神好转。1 周后复查心电图示：心率 87 次/分钟，心房颤动、窦性心律、室性期前收缩消失，T 波轻度改变。心脉宁继用，服用方法同前。再 1 周后胸闷心慌消失，精神转佳。心率 75 次/分钟，律齐。心电图提示心率 75 次/分钟，窦性心律，大致正常，以病情好转出院。嘱带心脉宁继用，巩固疗效，疗程 3 个月，且注意休息，情绪稳定，随访病情稳定，未再复发。

【按语】老年性心律失常发病机制多以虚为主，本虚标实。老年人脏气日虚，心脉随之衰退，心气虚，无力推动血液在脉管中正常运行，是老年心律失常最为常见的机制。心气不足，心失温养，则见心悸气短；胸中宗气运转无力故胸闷乏力；失眠健忘等均为心气

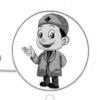

虚，心神被扰之象。故治以益气养心，镇静安神。

☯ 降气化痰汤（张素英方）

【组成】半夏 9g，柴胡 9g，黄连 9g，瓜蒌 28g，黄芩 6g，桔梗 6g，枳实 13g，生姜 3g。

【用法】每日 1 剂，水煎服，每日分 2 次服，7 天为 1 个疗程，一般服药 1～2 个疗程。

【功效】适用于痰热扰心、心律失常症，其症自觉心悸怔忡，胸闷，烦躁，失眠，惊恐，口苦，有时头晕，恶心甚至昏厥，苔黄腻，舌质红，脉滑数或结代。

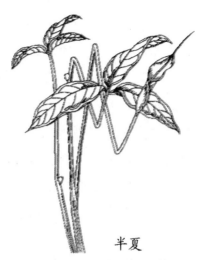

半夏

【方解】方中半夏性味温辛，化痰降气；柴胡、黄连清热利湿；瓜蒌、桔梗益气化痰；黄芩、生姜活血化瘀，宣通心气。诸药合用活血化瘀，清热解郁。

【加减】兼阴盛格阳，虚阳外越者加龙骨、磁石各 13g；兼有气阴两虚加太子参 16g，麦冬、玉竹各 13g；兼痰阻气机，胸阳不振加薤白 16g，枳壳、桂枝各 13g；水气凌心加苦参、茯苓、桑皮各 13g。

【验案】马某，女，68 岁，工人，1996 年 8 月 2 日来医院就诊。3 个月前因感冒并发扁桃体炎，经口服冬凌草片、复方新诺明治疗痊愈。3 天前因开山放炮受惊而诱发心痛、胸闷、乏力，伴有口苦便秘、心烦欲吐、头晕失眠等症，舌红苔黄腻，脉弦数。医院心电图检查：室上性阵发性心动过速。药用全瓜蒌 28g，黄连 9g，半夏 9g，黄芩 6g，枳实 13g，柴胡 9g，桔梗 6g，生姜 3g，15 剂。二诊

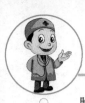

胸闷、心悸、心烦明显减轻，查心电图：窦性心律，心率75次/分钟，原方继服5剂后患者自觉症状消失，心电图恢复正常，嘱其节饮食、适寒温、畅情志，并随访5年未发。

【按语】心律失常，多见于老年人冠心病、风心病、肺心病、心肌炎等心血管疾病，属中医心悸怔忡范畴，有突然性，时好时坏，迁延不愈等特点。患者自觉胸闷、心悸、烦躁、惊恐、口苦，有时头晕、恶心甚至昏厥。多数患者性情急躁，喜食辛辣，形体肥胖，舌质红，苔黄腻，脉促、滑数，这些症状与中医学"痰火扰心证"基本相似。多属外感温热毒邪日久不愈或情志抑郁，五志化火，烁液成痰，痰火扰乱心神。柴胡陷胸汤以瓜蒌宽胸散结，寒凉而化痰热，黄连入心经泻火清热，半夏性味辛温，化痰降气，寒温并用，辛开苦降，痰热分消，则心火清、痰浊祛、心神宁、脉搏平。各种原因引起的室上性快速性心律失常，凡属痰热互结者均可用柴胡陷胸汤为主方治疗，兼见其他症状亦可辨证加减而获良效。

☯ 温阳强心汤（朱宁云方）

【组成】茯苓11g，桂枝13g，白术13g，甘草13g，血竭13g，鸡血藤13g，川芎13g，苦参13g。

【用法】水煎服，每日1剂，早、晚2次服，28天为1个疗程。

【功效】适用于心律失常阳虚水饮血瘀证，其症心悸怔忡，或伴肢冷汗出，胸闷胸痛，或恶心吐涎，下肢水肿。舌质紫黯，舌苔白滑，脉弦滑或结代。

【方解】温阳强心汤是张仲景治疗脾虚水停之方，以鼓舞脾阳，化湿利水。方中桂枝、甘草性味辛甘化阳，化气通阳；茯苓、白术健脾淡渗，恢复脾之运化功能，化生气血，清除水饮；甘草能"下气除烦"，补中，阳气振奋，血脉充足，使心有所养，症状消除。血竭、鸡血藤、苦参共用，化瘀活血，疏通心脉；川芎宣通心气。将药合用，达到温阳强心、宽胸通脉的功用。

【加减】快速性心律失常，易甘草为炙甘草，加五味子、生白芍、枸杞子；血瘀症状明显时可增川芎用量（但若血瘀气虚并重者不宜增量），加丹参、红化、全瓜蒌；对于缓慢性心律失常，或每因心动过缓心律失常发生频繁者，增桂枝用量，或可改用肉桂，加熟附片、红参；湿盛及纳差者加清半夏、香附、厚朴、焦三仙等健脾和胃之品。

【验案】朱某，女，73岁，退休人员。1997年12月10日患者以心前区疼痛、心悸加重8天入院。症见：心前区时有疼痛，伴出冷汗，心悸，稍喘，面色晦黯，口唇发绀，舌质紫黯，苔腻，脉沉细结代。心电图示：心率90次/分钟，陈旧性下壁、正后壁心肌梗死，前壁心肌缺血，频发室性期前收缩。辨证为心气虚弱，心血不足，心脉瘀滞，心失所养。处方：桂枝13g，白术13g，茯苓28g，熟附片6g，丹参28g，川芎13g，鸡血藤11g，仙灵脾11g，苦参13g，全瓜蒌16g，五味子13g，炙甘草13g。治疗2个月余，室性期前收缩完全消失，心电图明显好转。间断服用上方维持治疗，频发室性期前收缩未再发生。

【按语】心律失常是常见病多发病，多见于60岁以上老人，它影响老年人的生活质量并严重威胁其生命。中医临床实践表明，心血不足、水饮瘀血阻滞是老年人心律失常常见病机之一。而这些病理的形成，与老年人机体衰退，脾胃虚弱，阳气不足有关。因此，在临床中选用温阳化气行水之本方加味，治疗老年人阳虚水饮血瘀证的心律失常，收到了较好的疗效。

☯ 生地甘草汤（陈荣方）

【组成】生地黄50g，炙甘草18g，桂枝18g，人参13g，阿胶（烊化）13g，麦冬 13g，麻子仁 13g，生姜 13g，大枣 10 枚。

【用法】水煎服，每日 1 剂，水煎 300ml，少量频服，28 天为 1 个疗程。

【功效】适用于气血亏虚心律失常，心阳不足证，其症有不同程度的心悸，气短，胸闷，头昏（甚则昏厥），乏力，舌淡苔白，形寒肢冷，脉迟缓结代。

【方解】方中桂枝、生姜、人参、炙甘草益气通阳；麦冬、生地黄、阿胶、麻子仁、大枣滋阴养血。诸药合用益气养血，通阳活络。

【加减】心悸、失眠加枣仁 16g；夜尿增多加泽泻 13g；阳虚加制附子 13g；气虚加黄芪 38g；气滞血瘀加川芎 16g，丹参 16g，川牛膝 13g。

【验案】陈某，男，66 岁，2005 年 4 月初诊，因短暂昏厥、心悸、头昏、胸闷、眼昏求诊。心电监护显示：24 小时室性期前收缩 2000 余次，间歇性窦性停搏 3000 余次，停跳时间最长达 3.9 秒，心率最快 54 次/分钟，最慢 39 次/分钟，伴轻度房室传导阻滞。用生地甘草汤加川芎、丹参、黄芪、泽泻，15 剂后大有好转，炙甘草减为 11g，守方继服 180 剂。半年后随访已无任何不适，复检心电图：心率 72 次/分钟，偶发室性期前收缩，无停搏现象。

【按语】本病属中医惊悸、怔忡、厥证范畴，多为气血亏虚，则心失所养，久则累及心阳，致心阳不振，脉动无力。究其病机，可责之为阴血不足、阳气虚弱。阴血不足，血脉无以充盈，阳气虚弱，无力鼓动血脉，则脉气不相接续。生地甘草汤中桂枝、生姜、人参、炙甘草益气通阳，麦冬、生地黄、阿胶、麻子仁、大枣滋阴养血，使阴血足而血脉充，阳气足而心脉通，共成阴阳气血并补之功，阴阳气血充足，则心脉得以恢复。清代张景岳对此有精妙的论述："善补阴者必于阳中求阴，则阴得阳升而泉源不竭；善补阳者必于阴中求阳，则阳得阴助而生化无穷。"

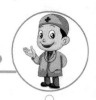

黄芪养心汤（许建秦方）

【组成】党参16g，黄芪38g，黄精28g，炙甘草13g，茯苓16g，茯神28g，川芎13g，酸枣仁11g，远志5g，苦参13g，丹参28g，五味子13g，熟地黄16g。

【用法】水煎服，每日1剂，加水500ml，煎至250ml，分2次服，12剂为1个疗程，每疗程之间，根据病情间隔3～5天。

【功效】适用于心律失常心神失养，心气亏虚，其症见神疲乏力，心悸气短，动则尤甚，时有胸闷不舒，失眠、健忘，舌淡红，舌体胖大边有齿印，苔薄白，脉细弱结代。

【方解】黄芪养心汤中养心益气重用黄芪为君；黄精、党参、炙甘草为臣，君臣协力大补元气、养心气，资脉之本源；五味子收敛心气，与熟地黄合用能固元益肾；茯神、酸枣

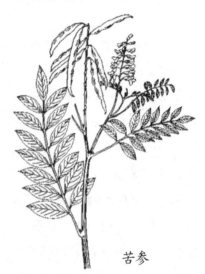

苦参

仁、远志共奏养心安神之功，定心镇气，治失眠健忘；丹参、苦参强心活血，安五脏；川芎为血中之气药，有活血行气之功，辅佐君臣。因此该方适用于心气亏虚型老年心律失常的治疗。

【加减】纳差者加焦三仙等健脾和胃之品，阳虚加制附子13g；失眠加枣仁16g。

【验案】王某，男，68岁，1993年1月初诊，因心悸，胸闷，四肢乏力反复发作3年余就诊。患者曾因同样症状先后5次在本院住院治疗，医生诊断为冠心病并频发室性期前收缩。每次均用抗心律失常药物治疗，心悸症状得到缓解后出院。但停药后复发，须加大用药量

才能减轻症状。至此次就诊前，服普罗帕酮、维拉帕米等药物亦未能奏效。诊见心悸气短，时有胸痛胸闷，腰膝酸软，失眠健忘，体胖怕冷，纳可，二便尚调。平素易感冒。近1年来不能操持家务，上楼梯则心悸汗出较甚，舌质淡红，舌体胖大，边有齿印，苔薄白，脉沉细结代。检查：血压130/87mmHg，脉搏64次/分钟，两肺（一），心界不大，心前区无隆起，心率64次/分钟，律不齐，期前收缩8~12次/分钟，未闻病理性杂音，腹部（一）。心电图示：窦性心律，频发室性期前收缩，部分呈二联律、三联律。心脏彩超示：冠心病改变。24小时动态心电图示：室性期前收缩24小时14632次，平均心率70次/分钟，最慢心率50次/分钟（睡眠时），最快心率120次/分钟。西医诊断：冠心病并心律失常，频发室性期前收缩。中医诊断：心悸（心气虚证）。住院后用普罗帕酮200mg，每日3次，地西泮、氯化钾等西药。1周后效果不佳。遂予停服西药2天后，开始服中药。以补心益气，镇静安神之养心汤加减。药用：黄芪38g，党参16g，黄精28g，炙甘草13g，茯苓16g，茯神28g，川芎13g，酸枣仁11g，远志5g，苦参13g，丹参28g，五味子13g，熟地黄16g。服药6剂后，心悸气短明显减轻，胸闷消失，失眠改善，无须服安眠药物亦能入睡。上方去苦参、熟地黄继服。2疗程后，心悸症状消失，能步上3楼，无气短。体检：心率68次/分钟，律整，多次复查心电图，未见期前收缩。复查24小时动态心电图示：室性期前收缩256次。缓解后出院后嘱继续服养心汤加减，2日1剂，坚持服药2个月，停药。随访3年余，无心悸症状复发，多次复查心电图，未发现心律失常。偶有心悸无须服药，稍事休息能自行缓解，能操持家务。

【按语】冠心病属中医"胸痹""厥心痛""真心痛""心痛"范畴，心律失常属中医"心悸"范畴。临床表现顽固，病程较长，容易反复，病情危重。现代医学关于冠心病的病理机制与中医学理论"不通则痛"密切相关。因此，疏通经络，软化血管，解除血管痉挛、狭窄，改善心肌血液循环，纠正缺血缺氧状态，营养心肌是治疗冠心病的要务。中医认为，胸痹心痛，心悸多与虚（气、阳）、瘀（血、痰）、情（郁、躁）有关。病机在于气虚推动无力，血运迟滞，心阳不振，鼓动无力，气血运行不畅；痰阻经络，瘀阻脉道，痰瘀血阻，脉络不通；心主神志，抑郁不振，气机不畅，躁动不安，气血耗散。虚、瘀是病理变化，为内因；情是精神因素，情绪变化，为外因、诱因。内、外因相互作用，均可使心脉不通，心肌失于濡养，胸闷、疼痛、心悸诸症发生。因此在治疗上应以益气活血，通心阳，安神定悸为主。

☯ 泻火安神方（李辅仁方）

【组成】姜半夏 9g，党参 28g，陈皮 9g，黄连 6g，枳实 9g，炒酸枣仁 28g，桂枝 6g。

【用法】水煎服，每日 1 剂，每日分 3 次服。

【功效】祛痰健脾，安神泻火。症见心悸时发时止，或饱餐后易发心悸，伴胸脘痞满，或胸闷窒塞，脘腹胀满，烦躁，纳呆，失眠、多梦，大便秘结，口干苦，或呃逆，泛酸。舌苔黄腻或白厚腻，脉弦滑者。

【方解】中医认为，本病的研究着重于痰湿、痰火、阳虚等方面，在临床上取得了较好的疗效，但仍难尽人意，此乃忽视了产生痰浊和火邪的另外一个原因。致病因素也在改变，随着社会的变化，现代社会体力劳动群体逐渐减少，脑力劳动群体不断增加，所以思虑过度，五志化火，劳倦内伤，引起心律失常的患者增多。咎其病因，思虑内伤戕伤脾胃，耗竭阴精，导致气火失调，这种内伤所引起的虚火或本虚标实的火邪，中医"阴火"，被称为"元气之贼"，在临床表现上属"心火"或"相火"。既耗伤元气，也扰动心神，暗竭阴精，而形成阴精愈亏，阴火愈旺，元气愈弱，心神易于被扰的恶性循环，临证时要注意敛降阴火。劳役过度，精神刺激，可影响胃的受纳与和降，胃气不降，脾的升清运化失常，水谷及其糟粕不

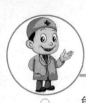

能下行，则阴阳失合，升降失宜，体内精气升降运动的枢纽失常，阳气失于升发，脾胃不和，谷气下流，痰浊内生。所以临床上有气虚下陷之征时，在健脾补气的基础上，权宜升发阳气。

在心律失常的治疗中，尚须注意心主神志、主血脉。心神被扰发为心悸，不要忘记镇静安神药的运用；心主血脉，气血是心脉的物质基础，心血亏虚则心神失养，易发心悸。因此在临证时，适量应用安神养血药，常收到满意效果，临证不可不知。

基于以上认识，在治疗心律失常时，应祛痰健脾，泻火安神，诸药综合运用，酌情配伍振奋心阳、潜降阴火之药。党参性味甘平入脾经，善补中气，常用于中气不足、中气下陷证，能益气健脾，升举清阳。姜半夏为利湿化痰，温化寒痰之要药，尤善治脏腑之湿痰。辅以陈皮化痰，使痰降气顺，气化则痰消，和中健脾，共收利湿化痰、和中理气之效；陈皮醒脾芳香，长于理气健脾利湿，调中快膈，降逆止呕。枳实辛散苦降，气锐力猛，善于破气滞而化痰湿，与陈皮同用，以宣畅气机，破滞化痰。与黄连、姜半夏同用，以化痰清热，除满消痞。黄连大苦大寒，其性清降，有泻火清热燥湿之功，尤善清心、胃二经的火热和中焦湿火郁结。桂枝既可振奋心阳，又能温阳扶脾，以助运化水湿，使痰饮之阴邪得以温化。炒酸枣仁属安神滋养之品，是治疗血虚烦躁不眠之要药，多治阴血不足之怔忡、心悸、失眠等。本方组成既注重化痰燥湿，祛除邪实，又兼顾补气温阳以扶正，杜绝生痰之源。药味虽少，但面面俱到，精致巧妙。

【加减】手足心热，心烦，口干，小便发黄者加黄柏、知母潜降阴火；惊悸，心中惕惕不安，胆怯恐惧者加珍珠母；心悸时常发作，较为频繁者加胆南星、石菖蒲清热除痰，化湿和胃，宁神开窍；若自感气短、胸部憋闷者加生黄芪、升麻、知母升举阳气，潜降阴火，调节气火的失调；大便秘结或不畅者加全瓜蒌、何首乌润肠通便。临床上，若冠心病，兼心前区疼痛者加炒延胡索、细辛以活血止痛；如血脉不畅，心脉失养者加川芎、当归、野葛根；若腹胀、呃逆较明显者加木香、砂仁醒脾和胃，调中宣滞；大便稀薄，舌苔白腻者加苍术、茯苓燥湿运脾，通阳化浊。泛酸、胃部灼热者加吴茱萸、煅瓦楞子，与方中黄连共为左金丸清热和胃止酸；虚烦失眠，加知母、首乌藤、合欢皮清心除烦安神。

【验案】周某，女，58岁，2002年4月17日来医院就诊。患者15年前因更年期常感心中悸动不安，在社区医院检查诊为"心脏自主神经张力过高"，服用地西泮、β受体拮抗药、谷维素等药物治疗，症状没有得到有效控制。一年前，开始感心前区阵发性闷痛，时常胸闷气短，心悸多在餐后或安静状态时发作，24h动态心电图示：频发房性期前收缩，时呈三联律，部分ST段低平。中医诊为"冠状动脉粥样硬化性心脏病、频发房性期前收缩"。当时临床表现为：阵发性心悸、心前区闷痛，伴胸闷气短，纳差便干，五心烦热，失眠多梦，小便黄，舌红，苔黄厚略腻，脉弦滑。辨证为脾虚痰阻，火扰心神。治以健脾祛痰，泻火安神，方药：党参28g，姜半夏9g，枳实6g，陈皮9g，桂枝6g，黄连9g，黄柏13g，知母13g，炒酸枣仁28g，炒延胡索16g，川芎13g，胆南星6g。7剂后，上症大减，心悸发作明显减少，减胆南星，加野葛根28g意在扩张冠状动脉，增加冠状动脉血流，改善心脏的供血。3个月后患者胸闷、胸痛、失眠及五心烦热基本消失，心电图S-T段低平也有所缓解。

☯ 滋阴活血汤加减（李世闯方）

【组成】炙甘草、阿胶（烊）、生地黄、麦冬、赤芍、熟酸枣仁、龙齿各13g，党参、玉竹、丹参各28g，桂枝3g。

【用法】水煎服，每日1剂。

【功效】滋阴活血，养血益气。用于心律失常。

【方解】滋阴活血汤加减调治，可取得心应手之妙，有养血益气、活血滋阴之妙。现代药理研究认为诸药有强心、镇静、改善心脏血流作用，对冠心病、风湿性心脏病、病毒性心肌炎等出现气血不足、心血不畅的病变均有显著疗效。心律失常病机上不外乎气血阴阳亏损及痰凝、血瘀、饮停之变。临床虚实并见较多，老年或久病又以虚证为主。

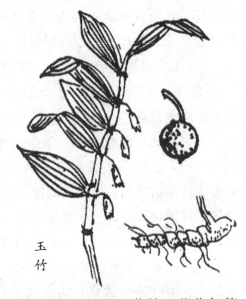

玉竹

【加减】胸闷较甚者加瓜蒌、贝母、郁金等化痰理气；胸痛甚者，选加香附、木香、延胡索、三七等以行气止痛；心烦失眠则改麦冬为砂麦冬，加柏子仁、莲子心等宁心安神；血瘀甚则加红花、桃仁、牛膝、五灵脂、蒲黄以增强化瘀之力；如气虚明显者，可选加黄芪以益气扶正；心阳不振者桂枝加量，再加生姜等以宣阳；有湿热现象则加金银花、黄柏、薏苡仁等以清利湿热；若有痰凝气滞则加川贝母、橘红等以化痰理气。心力衰竭则加红参补心养心以增强心力；偏阴虚者加西洋参以益气养阴；兼有风湿者则选加豨莶草、秦艽、蚕沙、寻骨风等以祛风除湿。

【验案】邓某，男，55岁。1974年11月1日来医院就诊。患者有惊悸、怔忡病史2年。在社区医院出院诊断为：①心房颤动；②肌肉风湿。曾用电除颤发生休克1次。近2年来常见怔忡、心悸、短气无力，胸闷不畅，全身肌肉麻木不适，口干少饮，夜寐欠佳，小便色黄，大便正常，月事已绝。舌红偏紫，苔薄白，脉细弱而代。听诊：心尖部可闻第一心音亢进，舒张期有杂音。心电图提示：窦性心律，频发室性期前收缩（有时呈二联律）。抗"O"1250U；血沉62mm/h。中医诊断：心悸、痹证。辨证：气血不足为本，心血不畅，风湿瘀阻为标。法宜养血益气为主，兼以化瘀活血，除湿祛风。处方：党参、玉竹、丹参各28g，砂麦冬、熟酸枣仁、白芍、龙齿、当归、阿胶、炙甘草、黄柏、秦艽、蚕沙、豨莶草、桂枝各13g。服药50余剂，中途略有增损，调治半年恢复正常。5年后又见小发，再以原方加减治愈，至今已20年，身心尚健。

第五章 心肌梗死

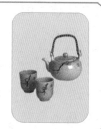

温阳止痛汤（崔吉英方）

【组成】生川乌 2g，花椒 6g，附子 3g，干姜 6g，赤石脂 6g，当归 9g，桂枝 9g，白芍 9g，细辛 9g，炙甘草 6g，通草 6g，大枣 25 枚。

【用法】水煎服，每日 1 剂，每日分 3 次温服。7 剂为 1 个疗程，需用药 5～8 个疗程。

【功效】散寒温阳，通脉止痛。

【方解】温阳止痛汤中生川乌、附子，通阳气，散阴寒，破寒湿，逐凝结，畅脉络，通心气；花椒温中散寒，化饮除湿，开结解郁，温达阳气；干姜逐寒温阳，温中通脉；赤石脂益心血，敛阴气，防止温热药伤阴；当归活血补血，经脉通利；桂枝温阳通经，散寒止痛；白芍和营养血，止痛缓急，

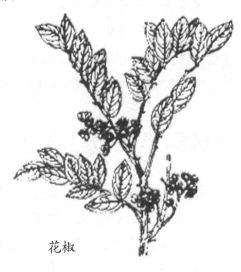

花椒

助当归养血补血；细辛经脉温通，助桂枝散寒止痛；通草通血利脉，兼制桂枝、细辛辛燥伤阴；大枣、炙甘草，补益中气，和胃健脾，生化气血，并调和药性。

【加减】若胸痛气虚者，加人参、大枣、白术，以健脾益气止痛；若胸闷者，加薤白、香附、枳实，桂枝加量，以通阳行气化痰；若胸痛夹瘀者，加五灵脂、蒲黄、川芎、丹参，以活血化瘀止痛。

【验案】康某，女，70岁。2001年1月4日初诊。

主诉：反复胸闷痛4年。诊见：头晕，神疲，胸闷，恶心，呕吐1次，纳差，睡眠差，皮肤湿冷，双下肢水肿，唇发绀，舌暗、苔薄白，脉结。双肺可闻及湿啰音，心界不大，心率48次/分钟，期前收缩，未闻及杂音。心电图提示：急性下后壁、右心室心肌梗死。心肌酶、肌红蛋白、肌钙蛋白示急性心肌梗死改变。中医诊断：冠心病，急性心肌梗死，心源性休克；入院后因病情危重，没行紧急经皮冠状动脉介入治疗。即以多巴胺、多巴酚丁胺静脉滴注强心，参麦注射液益气，葛根素注射液活血。

用上方每日1剂，水煎服，3剂。

经抢救，生命体征略稳定。冠状动脉造影示右冠状动脉远端95%狭窄，明显钙化，经皮冠状动脉介入治疗后残余狭窄约25%。术后当晚及次日下午各有1次心力衰竭发作，经抢救后病情逐步趋于稳定，以原方调理5周后出院。随访12个月一般情况尚可。

☯ 桃仁化瘀汤 （康闯方）

【组成】红花9g，桃仁11g，当归9g，生地黄9g，川芎5g，赤芍6g，牛膝9g，桔梗5g，柴胡3g，枳壳6g，甘草3g。

【用法】水煎服，每日1剂，每日分3次温服。7剂为1个疗程，需用药5～8个疗程。

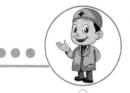
【功效】化瘀活血，行气止痛。用于心肌梗死。

【方解】桃仁化瘀汤中桃仁、赤芍、红花、生地黄、川芎，活血化瘀行血，兼清郁热。柴胡理气疏肝，调理气机。枳壳降气行气，与柴胡相用，一升一降，调理升降气机。当归活血补血，与桃仁等相用，活血中补血，化瘀不伤血。桔梗引药上行，宣畅气机。牛膝引血下行，使瘀血从下而去。甘草帅血益气，调和药性。

【加减】若大便干结者，加大黄、地骨皮、牡丹皮，以凉血泻热通便；若瘀血明显者，加水蛭、穿山甲、虻虫，以破血逐瘀；若心痛明显者，加冰片、苏合香、麝香，以芳香开窍止痛等。

【验案】任某，女，77 岁。2005 年 10 月 9 日初诊。

患者有胸闷痛病史 2 年，持续性剧痛 3 个小时。心率 48 次/分钟，血压 72/40mmHg。心电图检查示：窦性心动过缓，右心室及下壁 ST 段弓背向上抬高，急诊考虑为急性心下壁右心室心肌梗死。西医诊断：急性心肌梗死并心源性休克。决定行经皮冠状动脉介入治疗。因心率波动在 40～45 次/分钟，遂植入临时起搏器，行冠状动脉造影示：右冠状动脉近段完全闭塞。在近段狭窄处置入支架 1 枚。术毕即进入重症监护室（ICU）监护，术后 20 小时，维持血压在 85～95/50～65mmHg，患者仍头晕、胸闷，动则尤甚。于 10 月 11 日延请中医会诊：患者气短乏力，少气懒言，动则尤甚，纳呆，大便 2 天未解，舌淡嫩、苔薄白，脉弦滑，关脉微浮，重按无力，尺脉弱。中医诊断：真心痛。证属胸阳不振、痰浊阻络，治以益阳补气、活血化瘀、通络化痰。

上方 2 剂，每天 1 剂，水煎服。

药后第 2 天，头晕胸闷减轻，心率 63 次/分钟，血压 106/68mmHg，10 月 13 日二诊：心率稳定在 60 次/分钟以上，无头晕、胸闷等，停用临时起搏器，患者可于床上活动，10 月 18 日出院。

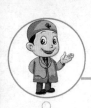

☯ 柴胡止痛汤（周旭生方）

【组成】枳实11g，柴胡11g，白芍6g，炙甘草11g，全瓜蒌16g，薤白9g，半夏11g，白酒50ml。

【用法】水煎服，每日1剂，每日分3次温服。7剂为1个疗程，需用药5～8个疗程。

【功效】燥湿化痰，行气解郁。

【方解】柴胡止痛汤中柴胡化郁理气；枳买降浊行气；全瓜蒌理气宽胸，除痰散结；薤白行气宽胸，止痛通阳；半夏通阳散结，降浊化痰；白酒活血行气，通阳行瘀；白芍益血柔肝缓急；炙甘草益气和中。

【加减】若胸痛明显者，加川芎、桃仁、丹参、冰片，以活血开窍止痛；若胸闷者，加厚朴、枳实、紫苏梗，以宽胸行气解郁；若脘腹闷满者，加山楂、陈皮、芦根、麦芽，以消食和胃等。

【验案】谷某，女性，65岁。2004年11月7日来医院就诊。患者近4年来心悸、气短，失眠多梦，自服天王补心丹可缓解。近1个月来自觉心前区闷痛，时有刺痛并伴右侧肩胛区酸痛，夜间为甚，服用"速效救心丸"后缓解，但不久又复发；纳差，口干不欲饮，二便正常；急躁易怒，颜面青黄，口唇青紫，舌隐青，苔薄白，脉沉涩。心电图示心肌缺血。中医诊断为厥心痛（气滞血瘀）。治以化瘀理气、止痛益气。

药用上方，10剂后胸闷心痛明显减轻；又治疗2个月余，诸症消失，复查心电图示大致正常。

☯ 清解心热汤（李文莉方）

【组成】生地黄16g，水牛角3g，玄参9g，竹叶3g，麦冬9g，丹参 6g，黄连 5g，金银花 9g，连翘 6g，柴胡 11g，枳实 11g，白芍 11g，炙甘草 11g。

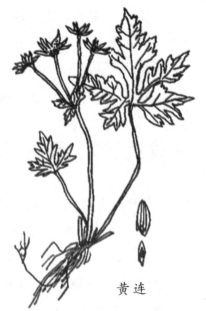

黄连

【用法】水煎服，每日 1 剂，每日分 3 次温服。6 剂为 1 个疗程，需用药 5～8 个疗程。

【功效】行气通脉，清解心热。适用于心肌梗死。

【方解】清解心热汤中水牛角清热，解毒，凉血；黄连清心化热；生地黄、玄参，凉血清热；金银花、连翘、竹叶，除烦清心，解毒清热；麦冬养阴清热生津；丹参活血化瘀，安神清热；柴胡疏肝行气；枳实降浊行气；白芍敛阴止痛缓急；炙甘草和中益气。

【加减】若郁甚者，加香附、乌药、陈皮、青皮，以行气解郁；若瘀甚者，加当归、白芍、川芎，以活血补血，通脉行气；若经脉不利者，加桂枝、葱白、细辛，以温经通脉；若心痛甚者，加冰片、川芎，以开窍活血通脉。

【验案】袁某，男，65 岁，2005 年 8 月 7 日来医院就诊。

因心悸发作 3 年，伴胸闷 3 个月来诊。患者有高血压病、冠心病史 10 年，多次心电图均示心肌缺血，常服阿司匹林、异山梨酯、美托洛尔、复方丹参片，不见疗效。症见形体肥胖，心悸、胸闷伴左胸隐痛，心烦，口苦，夜间口干，但不欲饮水，食欲缺乏、胃脘痞满，乏力，大便溏薄，每日 4 次。舌质红，苔黄厚腻，舌下络脉紫暗迂曲，右脉沉弦、左脉浮。中医诊断：胸痹。辨证为证属湿热瘀阻。治法：化湿清热，宽胸活血。方用清热宽胸汤加减。每日 1 剂，水煎 2 次，早、晚分服，共服 15 剂。

8月17日复诊：胸闷减轻，左胸未痛，心悸，口不干，脘痞症状消失，大便溏，每日减为2或3次，舌苔转薄，右脉渐起，左脉不若前浮大。上方加白术为11g，继服15剂。

8月27日三诊：上述症状基本消失，继以上方加减善后。

☯ 黄芪养心汤（周珂方）

【组成】黄芪16g，西洋参13g（或党参16g，或太子参18g），麦冬16g，五味子13g，黄精16g，赤芍16g，川芎13g，丹参16g，檀香13g，砂仁13g，桂枝6g，炙甘草13g。

【用法】将药物用水800ml浸泡半小时，文火煎取200ml；二煎加水600ml取汁200ml。两煎药汁兑匀，分2次于早、晚饭后1.5小时温服，每日1剂。

【功效】保元益气，养阴生津，通络活血。适用于气阴两虚兼血瘀证的胸痹（陈旧性心肌梗死）。症见自汗盗汗，胸闷隐痛，乏力气短，口干心烦，失眠多梦，舌质偏红或有瘀血斑点，舌苔薄白，脉沉细数无力或结或代等。

【方解】黄芪养心汤中人参大补元气，宁神生津，养卫调荣；麦冬润燥养阴，止渴生津，除烦清心。二药共为君药。黄芪益气补中，升阳固表，护阴生血；黄精益气补脾，生津润肺，养血益精；丹参功同四物，补血活血，除烦凉血；檀香活血理气，利肺调脾，开胃宽胸。上四味为臣药，助君养血补气，除烦生津，活血通络。赤芍、川芎为对药，有活血祛瘀、止痛通络作用，赤芍清血中瘀血，川芎行血中之滞，止痛功卓；五味子生津敛阴，固元摄精，宁心除烦；砂仁醒脾理气，宽中和胃，疏畅气机。上四味佐君臣敛阴宁心，活血通络，疏畅气机。炙甘草补益心气，调和诸药。桂枝助心阳调营卫，行达十四经络，引诸药直达病所而为使药。诸药保元益气，生津养阴，活血通络，使心气得复，心血得养，心神得宁，气机畅顺，血活瘀化，脉络通达，恢复心主血脉、心主神明的正常功能。

【加减】失眠多梦，阴虚火旺明显者，可选加炒酸枣仁、柏子仁、知母、百合、女贞子、远志、生地黄、石菖蒲、龙齿、龟甲（胶）、合欢皮、首乌藤等。心悸怔忡、阴虚痰热明显者，可选加前胡、瓜蒌、川贝母、沙参、花粉、百合、生地黄、竹沥等药，或配以黄连温胆汤以清痰热。自汗盗汗，卫表不固明显者，可选加山茱萸、白芍、龙骨、牡蛎、生地黄、百合、煨刺猬皮、金樱子、枸杞子等。心绞痛血瘀征象明显者，可选加郁金、延胡索、制乳香、制没药、三七、瓜蒌、薤白、炮穿山甲（代）、急性子等。心功能不全（心力衰竭）血瘀水停明显者，可选加红花、桃仁、坤草、葶苈子、云苓、冬瓜皮、大腹皮、猪苓、泽泻、车前草（子）、生麦芽、生香附等。低血压综合征、传导阻滞、心动过缓，阳气虚弱明显者，可选加仙灵脾、补骨脂、干姜、附子、徐长卿、红参、枳壳、鹿茸、益智仁、青皮等。

【按语】黄芪养心汤由保元汤、生脉散、丹参饮、四物汤四方化裁而成。保元汤保其元气，助阳益气，阳生阴长，有回生之功。中医《名医方论》说："人知火能克金，而不知气能胜火；人知金能生水，而不知气即是水。此义惟东垣知之，故曰参、芪、甘草，除烦热之圣药。"说明阴血津液赖以气化蒸腾而输布全身，荣养心脉脏腑。生脉散生津益气，养阴清热，止汗敛肺，使脉得气充，血运畅顺。丹参饮止痛理气，活血通络，以治心胃疼痛。黄精、赤芍、川芎有四物之义，具有阴血补养、活血祛瘀功效。

☯ 健脾和血汤（郭金玲方）

【组成】茯苓 13g，太子参 13g，菖蒲 8g，远志 8g，丹参 13g，川芎 13g，延胡索 8g，桂枝 6g，小麦 13g，厚朴 13g，枳实 13g，焦

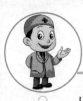

山楂 13g，檀香 5g，炙甘草 3g，大枣 5 枚。

【用法】每日 1 剂，水煎服，每日分 2 次温服。

【功效】养心益气，健脾和血。适用于心肌梗死。

【方解】健脾和血汤方中太子参补心益气；菖蒲通心开窍；茯苓、远志交通心肾，并可清心中虚热；丹参、川芎化瘀活血；桂枝、甘草营卫调和；延胡索、檀香止痛理气；兼以厚朴、枳实、焦山楂理气；甘麦、大枣以缓肝急宁心志。综观全方，诸药配伍精当，共奏养心益气、活血理气之功效。其通中有补，补中有收，标本兼顾，故其效显著，而心痛自止矣。

【验案】高某，男，68 岁。既往有冠心病史 15 年，时有心绞痛发作。1986 年 2 月心绞痛发作较剧，持续多时不解，心电图示急性下壁、前壁心肌梗死，经某医院救治缓解。1986 年 4 月再次发作心绞痛，胸骨后呈压榨性疼痛，伴有大汗淋漓，立即进行抢救，稍见缓解。心电图示：急性前壁、高侧壁心肌梗死。转我院住院。诊见心率较慢，血压偏低，情绪波动则心悸，甚则心绞痛，室性期前收缩。自觉全身乏力，食欲极差，腹部胀满，双下肢水肿。西医采用扩张血管和调节心率药物。舌淡，苔薄白，脉沉细而迟，时有结代。中医辨证为心气不足，心营痹阻，兼脾胃不和。上方煎服 15 剂，全身乏力好转，腹胀减轻，心绞痛已止。坚持原法不变，病情日趋稳定，心功能亦渐恢复，半年后出院颐养，随访未再发作。

☯ 活心通脉方（王锁欣方）

【组成】当归 16g，黄芪 10～28g，淫羊藿 13g，丹参 15～28g，三七 6～13g，郁金 11g，生蒲黄 11g，川芎 13g，瓜蒌皮 16g，生山楂 16g，葛根 16g，枳壳 13g。

【用法】水煎服，每日 1 剂，每日 2 次，早、晚分服。

【功效】通脉活血，宽胸宁心。适用于心肌梗死。

【加减】气虚甚加人参；阴虚加生地黄、天冬、麦冬；痰浊内阻加石菖蒲、半夏、天南星、茯苓；阳虚阴寒加细辛、生姜、桂枝、制附子；水肿加益母草；高血压加钩藤、石决明、夏枯草；糖尿病加天花粉、生地黄、苍术。

【方解】活心通脉方中的黄芪补气疗虚，更取其行血补气、气行血行之效；肾为一身阳气之根本，淫羊藿壮阳益肾祛寒湿，且此药不甚燥烈；当归、丹参又具养血作用；当归、黄芪合用则养血补气，气血相生；瓜蒌皮、枳壳化痰行气通痹；瓜蒌皮性甘寒、清热润燥，又能制黄芪、淫羊藿之温燥。

中医药理研究，丹参、当归、川芎、三七、山楂、蒲黄、瓜蒌皮、淫羊藿、葛根都能扩张冠状动脉，提高冠状动脉血流量，其中大多数对垂体后叶素引起的心肌缺血有保护作用，部分药物能降低心肌氧利用率和心肌氧耗。尤其丹参可缩小心肌梗死范围，改善血液流变性，减少冠心病患者的血浆黏度，提高红细胞电泳率，进而改善微循环。山楂、三七、蒲黄、丹参、当归、淫羊藿、郁金都具有降血脂作用。黄芪具有增加强心作用，使心肌收缩力加强，心率加快，心排血量增加。对抗多种动物的多种心肌缺血及缺血/再灌注模型所致损伤，对心肌缺血具有明显保护作用，降低血栓形成及减少血小板黏附率。全方兼治标本，气血皆顾，补则扶羸弱之体，疗虚损之脏，复心主血脉之功能；通则疏心脉之瘀滞，畅气血之运行，开心胸滞塞之痹阻，共奏通脉活血、宁心宽胸之效。

☯ 理气通络汤（周正华方）

【组成】炙甘草、丹参各18g，黄芪28g，赤芍16g，郁金13g，三七18g，麦冬16g，五味子18g，山楂、五灵脂、延胡索各16g，

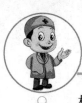

柏子仁 18g，川芎 16g，葛根 18g。

【用法】水煎服，每日 1 剂，每日 2 次，早、晚分服。30 天为 1 个疗程。

【功效】养阴益气，通络活血。适用于心肌梗死。

【方解】方中黄芪、炙甘草温心补阳，补心益气；麦冬、五味子养心滋阴；郁金、山楂、三七、葛根、赤芍、五灵脂、川芎、丹参、延胡索理气活血通络；柏子仁养心安神。

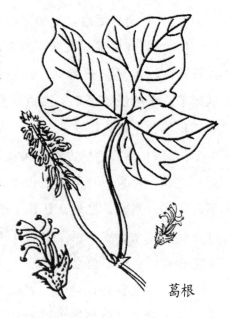

葛根

【加减】心肾阳虚兼血瘀型加淫羊藿、鸡血藤、山茱萸各 16g 以温通心肾，活血通络；气阴两虚型加玄参 18g，黄精、玉竹各 16g，以增加益气养阴之功；气虚血瘀型加太子参、桂枝各 16g，茯神 18g，以增加补气镇静的作用；寒凝血瘀型加瓜蒌 16g，薤白 18g，降香 16g，以振奋心阳，理气活血通络；痰浊阻滞型加半夏 18g，苍术 16g，陈皮 13g，以化痰降浊，理气通络。

【按语】中医药理研究证实，黄芪能清除氧自由基，使超氧化物歧化酶（SOD）活性增加，降低过氧化脂质含量，减轻心肌损伤，增强心肌对缺血缺氧的耐受力，并减少心肌耗氧量，避免因缺血缺氧对心脏造成的损伤。黄芪皂苷通过抑制心肌细胞膜 $N^+ - K^+ - ATP$ 酶而明显提高心肌收缩力。人参中的人参皂苷具有保护血管内皮对抗氧自由基的损伤，能纠正心肌缺氧和提高血流动力学。有报道，川芎、丹参、降香、山楂等活血化瘀药均有抗纤溶、抗血栓、提高冠状动脉血流量、改善心肌缺血、调整心肌代谢、降低缺血状态下心肌的耗氧量，同时有抗血小板凝集的作用；人参中皂苷类物质能兴奋下视丘或垂体，使血浆中的促肾上腺皮质激素（ACTH）和皮质酮含量增加，其显著减少心肌耗氧量的作用与此有关；玉竹所含强心苷、烟酸有降低血压和强心作用，玉竹对垂体后叶素所致的急性心肌缺血有一定的保护作用；麦冬、五味子均有扩张冠状动脉，增加心肌收缩力，降低心肌耗氧量，提高心肌能量代谢，提高机体的耐缺氧能力，保护心肌的作用。理气通络汤在养阴益气、活血通络的治疗原则基础上，区别阴阳气血亏虚及痰浊、血瘀的不同，根据中医辨证随症加减。

☯ 当归逐瘀汤（裴正学方）

【组成】牛膝、生甘草各 6g，当归、川芎、赤芍、生地黄、桃仁、红花、柴胡、枳壳、桔梗各 13g，黄芪 30～60g，桂枝 13g。

【用法】水煎服，每日 1 剂，每日 2 次，早、晚分服。8 日为 1 个疗程，连续治疗2～4个疗程。

【功效】化瘀活血养血，行气疏肝和血。适用于冠心病心肌梗死。

【方解】逐瘀汤为王清任《医林改错》中治疗瘀血诸症的基础方剂，具有化瘀活血而不伤血，解郁疏肝而不耗气的特点。方中桃红四物汤化瘀活血而养血，四逆散和血行气而疏肝，更加枳壳、桔梗、牛膝理气通脉，桂枝温心通阳。治本应着眼于补，治标应着眼于通。黄芪可益气升阳提高心肌细胞活力，故适用于冠心病心肌梗死，且以本虚为主的患者，本病所表现的胸闷痛、舌质紫暗，系因虚而致瘀，气虚不运，胸阳不振，而致寒凝血涩，心脉痹阻。根据中医学"气滞则血瘀"的理论，本方在活血化瘀之药中配以补气之品，符合"气行则血行"的治疗原则。通过多年临床实践，用逐瘀汤治疗冠心病心肌梗死采取通与补并用的原则，"通"用化瘀活血，"补"用补气温阳，并随症加减，是治疗冠心病心肌梗死的有效方剂。

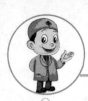

【加减】有高血压病者，继续服用降血压药。高血脂者可继服降脂药，部分患者未服用调血脂药者用焦山楂、决明子各15～18g。伴心悸甚者加西洋参（另煎兑服）13g；便秘者加瓜蒌18g；双下肢水肿加车前子28g；心前区发作性疼痛呈针刺样加延胡索10～16g，水蛭13g，三七粉（冲服）3～6g。

【验案】陈某，女，60岁。初诊主诉心前区闷痛，气短，加重10天。患者于2年前因劳累受凉而致胸闷憋痛，未重视。3个月前因搬家劳累过度再次加重，曾在社区医院就诊，经检查诊为：冠心病心绞痛。治疗效果不佳，今特求诊。现患者胸部窒闷疼痛，每日发作3～5次，每次持续3～6分钟，活动、劳累或受冷后加重。服用复方丹参滴丸可暂时缓解。伴有头晕，心烦不安，肢体沉重，形体丰腴，血压130/85mmHg，心律齐，心率80次/分钟，舌质暗边有瘀点、苔白，口唇色暗，脉弦细。心电图检查：窦性心律，T波Ⅱ、Ⅲ、aVF导联呈倒置，ST段、V₂、V₃导联呈水平性下移0.1mV。心功能提示：左心收缩功能不正常。超声心电图检查有冠心病。血脂检查：胆固醇5.9mmol/L，三酰甘油3.3mmol/L。西医诊断：冠心病、劳力性心绞痛伴心肌梗死。中医诊断：胸痹、心痛。治以化瘀活血，通阳益气。方用血府逐瘀汤加味。当归、川芎、赤芍、生地黄、桃仁、红花、柴胡、枳壳、桔梗、桂枝各13g，牛膝、生甘草各6g，黄芪28g，三七粉（冲服）5g，每日1剂，水煎，分早、晚2次温服。服药8日后，心前区闷痛明显减轻，时间减少，每日发作1或2次可自行缓解，上方加焦山楂28g。继服3周后，患者心前区闷痛、气短未发作，心安神宁，头昏、肢体沉重转好，血压125/86mmHg，舌质稍红，脉弦滑，病情大减，原方连续服用1周。患者服药30剂，诸症尽除。复查心电图示：窦性心律，T波Ⅱ、Ⅲ、aVF导联倒置较前改善，ST段、V₂、V₃导联呈水平型下移恢复正常。遂以上方共研细末。装0号胶囊，每次6粒，早、晚

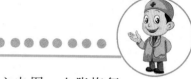

两次服，坚持 2 个月调理善后，症状消失。复查心电图、血脂恢复正常。

扶正祛邪汤（赵子益方）

【组成】肉桂 6g，制附子（先煎）11g，桂枝 11g，羌活 13g，细辛（后入）3g，薤白 2g，黄芪 28g，冰片（冲服）0.3g，甘草 6g。

【用法】水煎服，每日 1 剂，每日分 3 次服。

【功效】助心阳，温肾阳，佐以芳香止痛。

【方解】方中制附子、肉桂活血助阳；桂枝、羌活、薤白温肾助阳，行气解郁；细辛祛风止痛；黄芪、甘草益气化瘀，和中养心。全方行气活血，疏肝解郁，通络止痛，适用于心肌梗死。

【验案】某女，58 岁，工人，2002 年 8 月 6 日来医院就诊。

3 年前曾患急性心前壁心肌梗死，经大医院治疗 5 个月，病情好转出院。平时在家休息治疗，所用药物均为西药，病情偶有发作，含服硝酸甘油可缓解。近日因气温骤降而致心绞痛发作，每天 5～8 次。自诉经常有心脏紧缩感，左肩背痛。含化硝酸甘油只能缓解 3～5 小时。同时伴有胸闷憋气、畏寒肢冷、面色晦暗、腰腿酸软，大便溏薄，舌淡暗，小便频，苔薄白腻，脉微细。心电图示：陈旧性前壁心肌梗死；V_4～V_5 导联 ST 段压低 0.2mV，T 波低平。心脏 B 超示：心脏前壁动度减弱。辨证为心肾阳虚，以及失于温煦，心脉挛急所致。用上方 10 剂。

第二诊：胸中冷痛减轻，每日发作 3 次，心脏紧缩感基本消失，畏寒肢冷缓解。上方加减继服 1 个月，诸症明显缓解，偶有瞬时针刺样疼痛，1～2 秒即可缓解，无须服用汤剂。

【按语】心肌梗死者多有素体肾阳不足的内在因素存在。肾主一身之阳，肾阳不足则心阳不振，无力抗邪使寒邪乘虚而入，伤及心脉。中医《素问·举痛论》云："缩路则脉绌急，绌急则外引小络，故卒然而痛。"中医《灵枢·痛疽》云："寒邪客于经络之中则血泣，血泣则不通。"《医门法律·中寒门》云："胸痹心痛，然总因阳虚故阴得乘之。"治疗上《素问·调经论》曰："血气者……寒则泣不能流，温则消而去之。"《医门法律》提出："诸经心痛，宜急温其经；诸腑心痛，宜急温其腑。厥心痛，急以术附汤温之。"所以对于心胸中大寒痛者，非辛热不能祛其寒，非温补不能壮元阳，非芳香之品不能止心痛，用药要抓住主要矛盾，兼顾标本，祛邪扶正，才能收到满意的疗效。

☯ 破血逐瘀汤（张康方）

【组成】泽泻 28g，瓜蒌 28g，茯苓 28g，丹参 28g，醋延胡索 18g，三七粉（冲服）3g，全蝎 6g，僵蚕 11g，蜈蚣 3 条，水蛭 6g，甘草 6g。

【用法】每日 1 剂，水煎服，每日分 3 次服。

【功效】祛瘀血，化痰浊。

【方解】方中党参、白术扶正补气；丹参、茯苓化瘀活血，疏肝解郁；半夏、三七末清热利湿；橘红、竹茹、五爪龙行气活血，燥湿化痰；甘草调和诸药。诸药用于治疗心肌梗死等疗效显著。

【验案】某女，69 岁，2003 年 2 月 13 日来医院就诊。患者形体肥胖，有冠心病史 15 年，3 年前发生急性下壁心肌梗死。心痛加重 6 周，每日发作 5 或 6 次，每次 6~8 分钟，针刺样疼痛，胸痛彻背，背痛彻胸，并向左上肢放射，伴胸闷，舌质紫暗，边有瘀点，舌苔厚腻，脉弦细涩。心电图提示：陈旧性下壁心肌梗死；Ⅰ、aVL 导联 ST 段下移 0.3mV，T 波倒置 0.4mV；$V_5 \sim V_6$ 导联 ST 段下移 0.2mV，T 波倒置 0.5mV。冠状动脉造影：左旋支狭窄达 85％。血脂：总胆固醇（TC）7.8mmol/L，三酰甘油（TG）2.4mmol/L。辨证为痰瘀阻络，心脉不畅。用上方治疗药 8 剂。

第二诊：症状减轻，疼痛程度、次数及持续时间均较前减少，体力活动增加，仅纳食减少。上方加木香 9g，砂仁 6g，焦山楂 18g。继服 1 个月，诸症基本消失，血脂及心电图均明显改善。

【按语】名医叶天士《温热论》主张，虫类通络，为化瘀活血法用药之要，对治疗胸痹心痛颇有启迪。对于形体肥胖、心痛剧烈且伴有瘀血体征者皆从痰瘀论治，根据患者的证候表现变通灵活，急则治标，缓则治本，或标本兼治。《血证论》云："心瘀血，急宜祛瘀为要。"本病例患者形盛标急，心痛较甚，既往又有心肌梗死病史，所以急以虫类搜剔心络，逐瘀破血，而使络通痛止，诸症悉除。

☯ 益气涤痰汤加减（李振萍方）

【组成】枳壳 6g，竹茹 13g，橘红 6g，法半夏 13g，党参 24g，茯苓 16g，白术 11g，五爪龙 28g，炙甘草 6g，丹参 16g，三七末 3g。

【用法】每日 1 剂，水煎服，每日分 2 次于早、晚服。

【功效】活血益气涤痰。适用于心肌梗死。

【验案】李某，女，65 岁。因反复胸闷痛 8 个月，加重 3 天，于 2002 年 2 月 29 日初诊。

患者 2001 年 6 月在劳动时突发胸前区闷痛，心悸即在当地医院就诊，行冠状动脉造影示：冠状动脉三支病变，前降支、回旋支闭

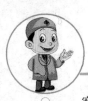

塞。诊为急性心肌梗死。经西医药物治疗病情好转，建议其行冠状动脉旁路移植术，患者因害怕手术而拒绝。此后仍有反复胸前区闷痛不适，多为劳动时诱发，持续5~8分钟，服硝酸甘油后能缓解。近5天患者又觉胸闷不适，伴咳嗽、气促，动则加甚，下肢水肿。入院时症见：胸闷，神清、疲倦，咳嗽，痰白，气促，动则加甚，双下肢轻度水肿，口干，食欲缺乏，眠欠佳，不能平卧，二便尚调。舌淡暗，苔白微浊，脉细数。查体：双肺呼吸音粗，有中量干啰音及少量湿啰音。心率110次/分钟，期前收缩7~9次/分钟，心尖区闻杂音，双下肢一度水肿。心电图示：陈旧性前壁心肌梗死，左前半支传导阻滞，窦性心动过速，频发房性期前收缩、室性期前收缩，心肌劳累。胸部X线片示：主动脉硬化，慢性支气管炎肺气肿，符合冠心病诊断。心脏彩色B超示：左心室前间隔、前壁、下壁、尖段心肌变薄，运动低平，左心室射血分数（EF）25%。入院中医诊断：胸痹。辨证为气虚痰瘀。西医诊断：冠心病，陈旧性前壁心肌梗死，心律失常（频发房性期前收缩、室性期前收缩），慢性心功能不全，心功能Ⅳ级。

入院后中医治以活血涤痰，汤药予温胆汤加桃仁、丹参、川芎等，并予静脉滴注灯盏花针剂，口服通冠、固心胶囊，配合西医强心、利尿、扩血管、抗心律失常等治疗。患者下肢水肿渐消，期前收缩消失，但仍有胸闷、气促，动则加甚，不能平卧，需24小时持续静脉滴注硝酸甘油，于3月1日请医生查房。患者少气乏力，神清、疲倦，胸前区有憋闷感，动则喘促，不能平卧，痰少色白，咳嗽，纳呆。面色无华，唇色淡暗，舌质淡暗，舌边见齿印及瘀点瘀斑，舌底脉络迂曲紫暗，苔薄白微腻，左脉弦、右脉紧涩。辨证为气虚痰瘀阻脉。用上方3剂后，患者胸闷、气促减轻，精神好转，面有润色，不再用硝酸甘油及持续静脉滴注。3月8日医生复诊，患者胸闷偶有发作，活动时少许气促，咳嗽、痰白，纳呆，大便干结，舌淡暗，苔微浊，脉滑寸弱。认为患者气虚之象明显，应加强益气，于上方白术用28g，五爪龙用50g，加火麻仁28g，另予人参6g炖服。进3剂后，病情进一步好转，胸闷偶有发作，无咳嗽、气促，胃纳增，大便调。复查心电图示：陈旧性前壁心肌梗死，左前半支传导阻滞。于3月12日出院，以原方续进15剂巩固疗效，嘱患者饮食忌肥甘，戒烟酒，以防复发。随访2年，病情稳定。

【按语】治疗冠心病属气虚痰浊者，基本方：橘红6g，法半夏13g，茯苓11g，甘草5g，枳壳6g，竹茹13g，党参16g，丹参11g，豨莶草13g。方中用党参扶正补气，丹参化瘀活血，温胆汤利气除痰，条达气机。李振萍使用该方时，喜用橘红代陈皮以加强开胸之力；轻用竹茹，不在清热，意在宁心除烦，降逆消痞；用枳壳代枳实，意在宽中又防枳实破气伤正。因本病是标实本虚之证，只顾通阳，并非久宜，故加党参固本益气，标本同治。该方用党参一般不超过18g，多用反致补滞，不利于豁痰通瘀。

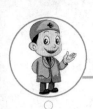

第六章
心力衰竭

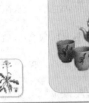

温阳利水方（刘新蕊方）

【组成】白术、茯苓各16g，黄芪、党参、丹参、益母草各28g，桂枝9g。

【用法】水煎服，每日1剂，每日2次温服。

【功效】活血益气，温阳利水。用于心力衰竭。

【方解】针对慢性心力衰竭的心气心阳虚衰、血瘀水阻病机，刘新蕊教授对其治疗予以活血益气、利水温阳为基本治则。以人参、黄芪、桂枝通阳益气，丹参、益母草化瘀活血，茯苓、白术利水健脾，且益母草既活血又利水，切中心力衰竭病机。

【加减】慢性心律失常加麻黄9g，细辛6g。取麻黄附子细辛汤助阳散寒之意。快速心律失常加龙骨、牡蛎各28g，以镇惊安神潜阳。呼吸困难加葶苈子15～18g，泻肺平喘逆，对心力衰竭咳喘者尤宜。阳虚甚者，加附片（先煎30分钟）15～28g，以加强温阳散寒之力。阴虚加玉竹、麦冬以养阴，玉竹为阴中之阳药，用之最当。瘀甚加桃仁9g，红花6g。

【验案】张某，男，67岁。最近几天反复心慌心悸、胸闷气促，不能平卧，40余年，加重1个月伴少尿、下肢水肿。2005年3月26

日就诊，心电图提示：①心房颤动心律；②心室率 90 次/分钟。查体：双肺湿啰音，心律绝对不齐，二尖瓣区闻及双期杂音。肝下界于右肋下 3 横指扪及。双下肢凹陷性水肿。西医诊断：风湿性心脏病并心房颤动（心力衰褐三度）。中医症见：精神萎靡，气短，四肢不温，乏力，小便短少，唇甲青紫，舌淡暗、苔白滑，脉散涩细弱。诊断：心悸。证属心气不足，心阳虚衰，水阻血瘀。治则：活血益气，利水温阳。党参、黄芪、丹参、附子（先煎）、益母草各 28g，白术、茯苓各 16g，葶苈子 18g，桂枝、桃仁、大枣各 9g，红花、炙甘草各 6g，水煎服，每日 1 剂。治疗有效，守方治疗 4 周病情明显好转，气短喘促明显减轻，能平卧，腹平软肝脾未扪及，水肿消失，心力衰竭基本纠正而停药。本案在基本方上加炙甘草 6g，大枣 9g，补心气不足。全方共奏活血益气、温阳利水之效。

☯ 附片强心汤（张西静方）

【组成】红参 6～13g，附片（先煎 30 分钟）10～18g，丹参 20～28g，葶苈子 20～28g，玉竹 10～16g，茯苓 10～18g，车前子 15～18g，泽泻 10～16g，枳实 10～16g。

【用法】水煎服，每日 1 剂，每剂煎煮 3 次，混合后视病情及食欲情况分 3～6 次口服，病情好转后减少西药强用量，直至停用，一般服药 10～15 剂，最多服 20 剂。

【功效】适用于心力衰竭，证属阳虚水泛。其症双下肢水肿，食欲睡眠均差，胸闷心悸，气急不能平卧，舌胖苔白，脉滑。

【方解】中医认为心力衰竭，主为心气不足，心肾阳气不振。故用附片温心壮肾之阳，祛寒除湿之邪；葶苈子泻肺行水，强心、利尿，解除瘀血症状；玉竹滋养心肺；红参大补元气，补脾益肺；辅以丹参化瘀活血，改善心肌微循环；佐以车前子、泽泻、茯苓利水

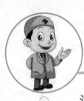

消肿，起利尿作用；加枳实增加胃肠蠕动，减轻消化道症状。诸药合用起强心、利尿、扩张血管，营养心肌作用，从而使心脏功能逐步恢复。

【加减】心律失常者加炙甘草 13g，太子参 20～28g；食欲差者加鸡内金 10～16g，山楂 16g；睡眠差者酌加五味子、合欢皮各 10～16g；夏天去红参改西洋参 6～13g，酌情减少附片用量；

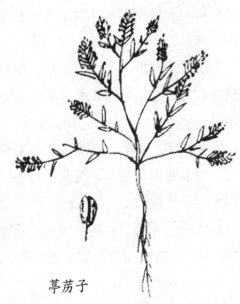

葶苈子

冠心病加川芎、红花、茜草各 11g；肺心病加桑白皮 10～18g，细辛 3～5g，白芥子 13g；高血压性心脏病加桑寄生、夏枯草各 20～28g。

【验案】胡某，女，65 岁。有胸闷心悸病史 10 年，气急反复发作 3 年，加重 1 周入院。患者 10 年来，常感胸闷心悸，2 年来轻微体力活动后即感气急，最近几天来加重，痛闷不能平卧，下肢水肿，食欲睡眠均差，在当地医院治疗，症状加重而来我院。查体：精神萎，神志清，呼吸急促，口唇微绀，颈静脉轻度怒张，心界向左扩大，心率 120 次/分钟，心律失常，呈心房颤动，两肺可闻散在哮鸣音，两肺底部可闻较多细湿啰音，肝颈回流征阳性，肝上界右锁骨中线第五肋间，肋下 3.5cm，剑突下 5.5cm，质中轻压痛，双下肢水肿。入院诊断：冠心病，快速型心房颤动，心功能Ⅳ级（全心衰竭）。入院后经强心、利尿，扩血管及对症处理 1 周，双下肢水肿渐消，但仍然气急，夜间阵发性呼吸困难，上腹部饱胀，心率 110 次/分钟，心房颤动律，两肺哮鸣音及肺底湿啰音同前。加服强心汤加川芎 11g，红花 13g，炙甘草 13g，5 剂后，夜间阵发性呼吸困难消失，上腹饱胀减轻，食欲进步，两肺底湿啰音减少，服 20 剂后，精神明显好转，食欲增加，心率 90 次/分钟，房颤动律，肺部哮鸣音及肺底部细湿啰消失，肝脏回缩至肋下 1.5cm，双下肢水肿消失，轻微活动不气急，心功能达 Ⅱ 级，停服利尿药，强心苷量减半，再服 5 剂后出院。随访 3 年，病情稳定，能从事轻微体力活动。

☯ 解表温阳救心汤（王新志方）

【组成】老茶树根 24g，万年青根 11g，丹参 24g，党参 24g，桂枝 16g，炒白芍 16g，泽泻 28g，瓜蒌皮 24g，薤白头 13g，炙甘草 16g。

【用法】每日 1 剂，水煎服，每日早、晚 2 次分服。

【功效】适用于心力衰竭，证属气虚血瘀，心阳不振。症见心悸气喘，张口抬肩，肢冷汗出，下肢水肿，不能平卧，纳呆，爪甲略黯，舌质紫黯有瘀斑，苔薄白，脉沉涩而无力或结代。

【方解】中医认为心力衰竭的产生，莫不由于气衰、血瘀、阳遏、水阻所致。病机为心阳遏阻，心血瘀滞。故解表温阳救心汤中万年青、老茶树根"二根"相须为用，通阳之功颇强。另伍党参益气，丹参活血，正可赖以补气益心，化瘀散血。上药二组配合，相须而相得益彰，可使阳气通达而血得温运。如此则气血和畅，自无心阳遏阻之虑。再配桂枝以助二根通阳之力；伍白芍以制二根搜刮之过。且桂、芍等量最能营卫调和，贯通脉气。用瓜蒌皮、薤白头则在于理气宽胸化痰，辅桂枝以增强通阳宽胸之功。泽泻者，乃利水通淋补阴不足之品，得"二根"及桂枝之温通，可导水湿从小便而去。重用炙甘草则能甘温益气，缓急养心，并以调和诸药而兼制二根之毒。如此配伍，则"二根"之力因"双参"、桂枝之助而益强，"二根"之毒因芍药、甘草之制而尽除。综观全方，诸药合力，通其阳，壮其气，化其瘀，利其水，从而从不同环节打破"心力衰

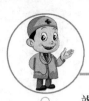

"竭"之恶性病理循环，着力于建立新的良性循环，以冀正复邪除，气血通畅而起"心力衰竭"之沉疴。

【加减】水液内停加茯苓皮、生姜皮、葶苈子等；外邪束表加麻黄、苏梗、杏仁等；气机失畅加旋覆花、降香、橘红络等；心阳虚衰加附子，或易党参为别直参；心阴心阳俱衰型加麦冬、五味子或西洋参；心肾阳虚加黑附子、炒熟地黄等；痰浊瘀阻加川贝母、地龙、淡竹沥等。

【验案】孙某，男，72岁，农民，2002年11月23日来医院就诊。患者素患咳喘及下肢水肿已五六年，西医诊断为"肺源性心脏病""心力衰竭"而历年来多次住院，虽然缓解一时，但生活长期不能自理。遍投中西药物，效果不佳。近周来因受风寒致病情加剧，由家属抬至而就诊本科。症见形寒心悸，咳嗽气急，端坐呼吸，面色黯灰，全身水肿，胸闷尿少，唇绀，舌淡黯而偏紫，苔白滑，脉浮细滑数而带结。心电图提示：快速型心房颤动，不完全性右束支传导阻滞。此即外感风寒引动伏饮，心肾阳衰而痰湿阻肺之本虚标实证，治当温阳解表、化饮肃肺为先，故予解表温阳救心汤加减。（原方去党参加葶苈子、桑皮、麻黄、杏仁、鱼腥草）处方：老茶树根24g，万年青根11g，血丹参28g，桂枝9g，炙麻黄13g，光杏仁13g，瓜蒌皮16g，葶苈子16g，桑白皮24g，泽泻28g，鱼腥草28g，炒白芍11g，炙甘草9g，3剂。二诊时，患者步行而至，喜告该药服后甚舒，形寒除而咳喘平，诸恙大瘥，其唇舌则转呈红活之势，脉束细滑而结象显减，唯尚感胸闷、纳呆、少寐而已，故仍"二根双参汤"加沉香曲、合欢皮二味，叠进14剂而诸症悉平。日后已能自操家务。

☯ 黄芪心衰合剂（张润玲方）

【组成】葶苈子18g，桑白皮18g，生黄芪28g，太子参28g，车前子 18g，泽泻 13g，麦冬 16g，五味子 13g，丹参 16g，当归 13g，白术 13g。

【用法】每日 1 剂，水煎服，每日早、晚 2 次分服。

【功效】适用于心力衰竭，证属心气虚衰，血脉瘀阻，水饮犯肺。症见呼吸急促，咳嗽气喘，端坐呼吸，口唇发绀，下肢水肿，纳呆，爪甲略黯，舌质紫黯有瘀斑，苔薄白，脉滑濡数。

【方解】中医认为心力衰竭病机主要是心气不足，脾肾亏虚，血脉瘀阻，水饮停滞，肺

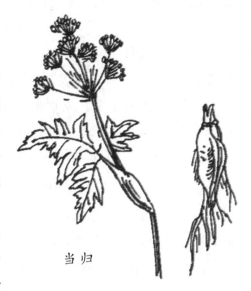

当归

气壅塞。故用黄芪、太子参、当归补气益血；麦冬、五味子生津养阴；桑白皮、葶苈子、泽泻泻水利气；丹参化瘀活血。全方配合共使水气除，心气复，血脉通，水道利。

【验案】高某，男，65 岁。2006 年 1 月 4 日入院。患者咳嗽、吐痰 20 余年，每遇感冒受寒时加重，稍后缓解。近十年来咳嗽吐痰，时时伴发下肢水肿。今年入冬以来咳嗽吐痰加重，痰呈粉红色泡沫样，心悸气短，不能平卧。多次口服地高辛、氢氯噻嗪，静脉滴注酚妥拉明、多巴酚丁胺等治疗，疗效不佳。现仍呼吸急促，咳嗽气喘，口唇发绀，端坐呼吸，食欲缺乏，神疲乏力，心率 110 次/分钟。查体：双肺可闻及干湿啰音，肝肋下二指，双下肢及下垂部位指凹性水肿，舌淡有齿痕，脉滑濡数。证属心气虚衰，水饮犯肺，血脉瘀阻。方用心衰合剂，水煎服，每日 2 次。20 剂后已能平卧，水肿已基本消失，咳嗽较前减轻，继续服 6 剂后，食量增，精神好，

肝肋下未及，带药 5 剂出院。

☯ 化湿利尿方（李新华方）

【组成】熟附片 18g，红参 8g，桂枝、大腹皮各 13g，白术 11g，茯苓、楮实子各 28g，甘草 6g。

【用法】每日 1 剂，水煎服，每日 2 次，红参另炖。共取煎汁 200ml，早、晚各服 1 次。14 天为 1 个疗程。服药期间，停用洋地黄制剂和利尿制剂，根据发病情况用适当的病因治疗。

【功效】适用于心力衰竭，证属心气不足，心阳亏虚，阳虚水泛。症见胸闷、心慌、咳白色泡沫痰，气喘、动则尤甚，双下肢水肿、体倦乏力，畏寒肢冷，尿少，舌胖苔白，脉沉滑或结代。

【方解】中医认为难治性心力衰竭患者心气不足、阳虚水泛是其主要原因，痰浊、瘀血、水饮为其标实之证。据此，自拟化湿利尿方。方中以红参、白术为君药，红参补心益气、温血通脉，白术益气健脾、利湿行水，参术配伍，则益气行水作用尤强。附子、桂枝为臣药，附子大辛大热，温肾助阳，中医"欲温心阳必助肾阳"。桂枝化水温阳，且兼平冲降逆；茯苓健脾利湿，以利水邪；楮实子化湿利水而不伤阴；大腹皮行气化湿；使以甘草调和诸药。将药合用，达到补心益气，温阳利水的治疗效果。

【加减】兼痰阻者加瓜蒌、薤白、川贝母、半夏；兼气滞重者加郁金、乌药、降香；血瘀明显者加三七、白及、红花、益母草、丹参。

【验案】徐某，男，78 岁，1998 年 1 月 19 日初诊。患者自诉心慌胸闷气促反复发作 8 年，最近 3 天加重。曾先后在本院住院治疗 7 次，诊断为扩张型心肌病，长期服用利尿强心扩血管药物。此次因感冒诱发，经上述治疗，病情反而加重。中医诊见：心慌、胸闷，

心脑血管病 传承老药方

咳白色泡沫痰，喘息，动则尤甚，体倦乏力，双下肢水肿，畏寒肢冷，尿少，舌质紫暗，苔白腻，脉沉细。心电图提示：窦性心动过速，左心室肥厚并心肌受损。超声心动图提示：左右心室腔扩大。胸部后前位片：心影呈普大型并肺瘀血。西医诊断：扩张型心肌病，慢性充血性心力衰竭，心功能Ⅳ级。中医诊断：水肿，心悸，心气不足、阳虚水泛型。治疗：停用西药强心利尿药，拟中药补心益气、温阳利水。予化湿利尿方加瓜蒌 18g，薤白、法夏各 13g，三七 6g，益母草 28g。3 剂后，心慌、喘气、水肿明显减轻。服 10 剂后，临床症状改善，生活能够自理。然后以红参 6g，附片 16g，隔日煎服，以巩固疗效。

☯ 活血通络汤（丁淑娟方）

【组成】当归 13g，黄芪 28g，川芎 13g，赤芍 13g，桃仁 13g，红花 13g，防风 13g，茯苓 13g，牛膝 18g。

【用法】每日 1 剂，水煎服，每日早、晚分 2 次服。饭后服。

【功效】适用于心力衰竭，证属气虚血瘀，心阳亏虚。症见心悸气喘、动则尤甚，腰酸，畏寒肢冷，爪甲略黯，下肢水肿，小便短少，舌质紫黯有瘀斑，苔薄白，脉沉涩而无力或结代。

【方解】中医认为心力衰竭其病因为心气心阳衰微，推动无力，血脉瘀阻，导致怔忡、心悸、胸痹等症。活血通络汤功能活血补气、祛瘀通络，生用黄芪大剂量则力专而行走，周行全身，大补元气，配其他 6 味祛瘀活血药不在逐瘀，而在于通络活血，使用于本型心力衰竭。

【加减】双下肢水肿者加泽泻、茯苓、白术各 13g；胸闷明显者加瓜蒌 18g，薤白 13g；头昏重者加天麻、钩藤各 13g。

【验案】赵某，女，60 岁，教师。有冠心病病史 3 年，素有胸闷，偶尔胸痛，体力活动能力减退。近 3 个月来胸闷加重，步行 50 米即胸闷、气促明显，夜间阵发性呼吸困难，双下肢凹陷性水肿，大便干结，食欲减退，舌黯红，苔薄白，脉弦细。实验室检查：肝肾功能，血、尿、大便常规均正常。心电图：T 波改变。X 线胸片：心力衰竭改变。心脏 B 超：左心室间壁节段性运动减弱。考虑到该患者病因乃心阳虚，血行无力，瘀阻血脉，故予活血通络汤加薤白、瓜蒌等治疗 15 天，胸闷等症状明显减轻，夜间能平卧，胃纳好转。

☯ 强心利水方（张新义方）

【组成】麦冬 16g，人参 6g（或太子参 28g），五味子 13g，附子 13g，北五加皮 6g，葶苈子 28g，车前子 18g，茯苓 11g，白术 13g，丹参 18g。

【用法】每日 1 剂，水煎 2 遍，混合温服，早、午、晚各服 1 次，每次 60ml，15 天为 1 个疗程，服药期间应注意预防感染，卧床休息，限制钠盐摄入。

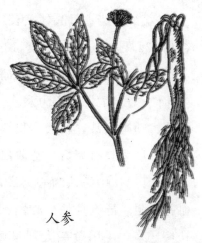

人参

【功效】本方适用于心力衰竭，证属阳虚水泛，气虚血瘀。症见心悸气短，劳则气喘，口唇发绀，疲乏无力，下肢水肿，形寒肢冷，小便短少，舌胖苔白，脉沉滑或结代。

【方解】中医认为心力衰竭其病因为心气虚衰，无力运血，瘀阻血脉，水饮停聚，上凌心肺。强心利水方中生脉散，以人参生津补气，麦冬清热养阴，五味子敛肺止汗，补气益心，三药合用，药性平和，具有补虚，固脱，复脉，救逆作用；葶苈子，性味辛、苦、寒，有小毒，入肺、膀胱经，具有定喘泻肺，消肿行水之功；附子，性味大辛大热，入心、脾、肾经，既温肾通心之阳，又温阳运脾，力专温阳强心；北五加皮，重在利水强心；白术、茯苓具有利水健脾之功，车前子利尿清热，丹参通经活血，止痛祛瘀，诸药合用，有益气活血，泻肺利水之效。

【加减】心阳不振加桂枝甘草汤；汗出肢冷重用附片加龙骨、牡蛎；阴虚内热者加沙参、生地黄；水肿甚加泽泻、茯苓；发绀甚加桃仁、丹参、红花；气喘者加炙麻黄、乌药、厚朴；失眠加远志、枣仁、首乌藤。

【验案】张某，男，68岁。有心悸、气短15年，水肿10年，加重5天入院。患者15年前因心悸、气短，曾多次就诊，诊为：风湿性心脏病，心力衰竭。经省级人民医院治疗好转出院。以后病情反复发作，多次住院治疗。本次发病仍以气短，心悸，双下肢水肿，不能平卧住院治疗。入院体检：体温37℃、心率114次/分钟、呼吸26次/分钟、血压110/70mmHg，患者端坐呼吸，颈静脉怒张，口唇发绀，心律失常，心率120次/分钟，肝肋缘下3cm，腹水征（＋），双下肢指凹性水肿，尿少。胸部X线片示：心脏扩大，肺门阴影增宽，右侧胸腔积液。心电图示：心力衰竭三度，心功能Ⅳ级。心房颤动，心室率120次/分钟。诊断：风湿性心脏病，二尖瓣狭窄伴关闭不全。入院常规用抗感染、利尿、强心、扩血管，治疗1周后，症状无明显改善，后加用强心利水方每日1剂，每日服3次。服药1周后心悸，气短，水肿等症明显减轻，服经3个疗程，心力衰竭症状基本得以控制，并能在室内轻微活动。服上方5个疗程后，症状明显改善，后出院带药在家中治疗。

☯ 泻肺利水汤（孟立华方）

【组成】黄连3g，太子参、黄芪各28g，黄柏13g，麦冬16g，

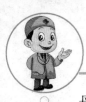

丹参 28g，茯苓 18g，泽泻 16g，川芎 16g，郁金 6g，五味子 11g，三七 13g，鹿角胶 13g，地龙 16g，甘草 5g。

【用法】水煎服，每日 1 剂，每日 2 次，早、晚分服。

【功效】养阳益气，泻肺利水。用于冠心病之心力衰竭。

【方解】泻肺利水汤中太子参、麦冬、五味子养阴益气，复脉养心。研究表明太子参内含强心苷，能扩张冠状动脉，提高血流量，改善心肌缺血、缺氧，减少心脏前、后负荷及心肌耗氧量；黄芪、黄柏、鹿角胶通心阳补心气。中医药理研究证实，黄芪具有利尿强心、扩张血管、减少血压作用，是一种非洋地黄类强心药；泽泻、茯苓、黄连宣肺利尿消肿，增加钠盐、尿素的排泄；丹参、川芎、郁金等活血化瘀药具有扩张冠状动脉、提高冠状动脉血流量、降低外周阻力、提高心排血量的作用，能改善微循环障碍，解除平滑肌痉挛，促进微循环，降低血小板的聚集率，降低心肌损伤，提高心功能，抗心律失常，有效地防治了心力衰竭不良状况。此外，泻肺利水汤可提高血容量，增加每搏输出量、每分输出量、心搏指数，减少血管外周阻力，增加左心有效泵力等，从而显著改善心功能，改善心肌及其他脏器组织的血液灌注。

【按语】心力衰竭属中医心悸、怔忡、喘证、痰饮范畴，病因多为脾肾亏虚，心阳不足，血脉瘀阻，气血俱损，饮邪上逆，凌心壅肺。其中以虚为本，气虚、阳虚或阴虚日久，血行迟缓，血脉瘀阻。治则养阳益气，利水泻肺。

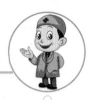

第七章
病毒性心肌炎

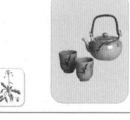

☯ 黄芪通脉饮（刘萍方）

【组成】黄芪、党参、麦冬、五味子、白术、防风、炙甘草、当归、川芎、丹参、玉竹、酸枣仁、金银花、连翘、黄芩等药组成。

【用法】水煎服，每日1剂，每日分2次服。

【功效】养阴益气，化瘀活血，宁心清热。用于病毒性心肌炎。

【方解】病毒性心肌炎发生的主因为温邪热毒合而为患侵犯心脉，气阴两虚是其发病基础，血脉瘀阻是该病的病理变化。针对病机，中医提出：治疗病毒性心肌炎当以养阴益气，化瘀活血，宁心清热为法。投其自拟方黄芪通脉饮化裁治疗。该方黄芪补气升阳，固表益气，为补气要药，是此方之君药；白术益气健脾，助黄芪以加强固表益气之

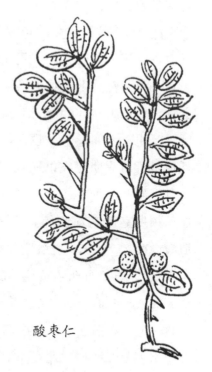

酸枣仁

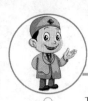

功；防风祛风走表并御风邪。三药相合即为玉屏风散，功为益气固表。气旺表实，则邪不易侵。麦冬、党参、五味子组成生脉散。生脉散益气养阴生脉，党参、麦冬、五味子与白术互伴为臣。炙甘草和中养心、复脉；当归主血主行；川芎乃血中之气药，能行气活血，温血通脉；丹参一味"功同四物"，调心血，祛瘀活血，入心肝两经以安神除烦；玉竹甘平养阴；酸枣仁安神养心；金银花、连翘、黄芩解毒清热，抗病毒。以上9味同为佐使。现代药理研究证实：黄芪具有提高机体非特异性免疫功能的作用；生脉散有改善心肌代谢，提高心肌收缩力，加强血液循环，改善心功能，抗心律失常等作用。此足见全方组方之严谨，用药之精巧，针对病因病机，用之于临床，每获良效。

【验案】李某，女，40岁，患者因胸闷心悸，动则尤甚，全身乏力，自汗，夜寐欠佳1周余而于2003年11月21日来医院就诊。患者几天前曾有上呼吸道感染病史。查：体温36.8℃，脉搏102次/分钟，血压120/80mmHg，呼吸30次/分钟。精神尚可，听诊两肺呼吸音粗，未闻及干湿啰音，心界不大，心率110次/分钟，心音稍低钝，可闻及期前收缩7次/分钟，各瓣膜听诊区未闻及病理性杂音。舌质淡，舌尖红，苔薄少津，脉促。辅助检查：十二导联心电图示频发室性期前收缩，T波 $V_4 \sim V_6$ 低平；谷草转氨酶28U/L，肌酸激酸235U/L，乳酸脱氢酶421U/L。中医诊断：心悸（气阴两虚夹瘀）。投以方药：黄芪18g，白术13g，防风13g，党参18g，麦冬13g，五味子13g，炙甘草13g，当归13g，川芎13g，丹参16g，玉竹13g，金银花13g，连翘13g，黄芩13g，酸枣仁18g。每日1剂，水煎分2次服。服药5剂后二诊，诉胸闷、全身乏力、自汗症除，但仍心悸，尤以工作稍累时为甚，夜寐好转。上方加牡丹皮16g。5剂后三诊，症状悉除。予其复查心电图示窦性心律，未见异常心电图；心肌酶均正常。嘱患者继遵原方再服半月，注意避风寒，

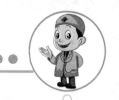

适当加强身体锻炼。后随访，未见复发。

化瘀复脉饮（肖玲方）

【组成】麦冬 13g，沙参 6g，五味子 6g，玉竹 18g，丹参 6g，玄参 6g，灯心草 1.5g，竹叶 3g，三七粉（冲服）1.5g，甘草 10～28g。

【用法】水煎服（为 6 岁儿童剂量），每日 1 剂，分 3 次服。

【功效】化瘀复脉，益气滋阴。用于病毒性心肌炎。

【方解】化瘀复脉饮由生脉散加味而成，将人参易为沙参，以提高养阴生津之功。方中生脉散养阴益气，并重用玉竹以益心补气，起到营养心肌的作用；甘草性味甘平，有止痛缓急，治疗心悸的作用。中医药理研究，甘草具有肾上腺皮质激素样作用；三七、丹参具有化瘀活血、通血利脉之功，可减慢心率，减少心肌的耗氧量，达到保护心肌的作用；玄参滋阴散结，益心补气；竹叶、灯心草入心经，具有清邪热，利小便，使邪热从小便而出，并减少用大量甘草致水、钠潴留之弊。

【加减】咽喉肿痛者，加金银花、连翘、板蓝根、牛蒡子；低热者，加地骨皮、白薇；初期兼有表症者，加银翘散；心悸失眠者，加酸枣仁、合欢皮、柏子仁；胸闷、胸痛者，加瓜蒌、昆布、薤白；汗多者，加牡蛎、浮小麦；阳气欲脱者，加参附汤。

病变初期，宜扶正祛邪，顾及营卫。用银翘散合养心饮，解毒清热透表，滋阴化瘀复脉。心肌炎恢复期，宜正气扶助，化瘀滋阴复脉。以养心饮为主方，灵活变通，随症加减。心肌炎后遗症，宜通阳宣气，滋阴养血。用养心饮合炙甘草汤化裁治疗。

【验案】肖某，女，26 岁，1986 年 9 月 13 日来医院就诊。3 个月前因感冒发热（39℃），咽痛，自服"速效伤风胶囊、四环素"后热退，继而感到疲乏无力，心慌气短，期前收缩频发，诊为病毒性心肌炎，用维拉帕米，服药后期前收缩消失，但停药后仍频发期前收缩，诊见：神疲乏力，气短胸闷，咽部红肿，舌尖红，苔薄白，脉促。证属热邪耗伤心阴，气阴两虚，余邪未尽，治以养阴益气，利咽解毒，复脉化瘀。药用：沙参 28g，麦冬 16g，五味子 13g，连翘 18g，重楼 13g，牛蒡子 13g，山豆根 11g，玄参 16g，玉竹 18g，竹叶 6g，灯心草 2g，三七面 3g（冲服），珍珠母 24g，炙甘草 18g。水煎服。上方加减服用 30 余剂，症平，期前收缩消失，心电图恢复正常。

【按语】本方笔者有以下运用体会：甘草是治疗心动悸的主药，宜从小量开始，逐渐增至 24～28g。心肌炎早期宜用生甘草，取其解毒清热之性，恢复期及后遗症宜用炙甘草，取其益心补气，振奋心阳之功。化瘀药取丹参、三七性味甘寒平和不燥，不宜用温燥破血之品。

☯ 养阴清热方（张宏鸣方）

【组成】生黄芪 16g，炒党参 16g，麦冬 11g，五味子 9g，黄精 16g，北沙参 16g，丹参 18g，苦参 16g，石斛 28g，蒲公英 28g，茯神 16g，甘草 9g。

【用法】水煎服，每日 1 剂，每日分 3 次服。

【功效】养阴益气复脉。用于病毒性心肌炎心律失常。

【方解】病毒性心肌炎心律失常临床表现多为外感热病之后，热病伤津，气阴两亏，心神不宁，心失所养，或正虚复感，或邪热未净，所以治疗当以养阴益气复脉为大法。若邪热未净，则应结合养阴清热法，正虚复感者应结合解表疏风法，并结合兼夹症，或佐以健脾助运，或解郁宽胸，或活血，或清热，或温肾，或通便，当灵活掌握，不可拘泥一法。

【加减】温肾补肾加肉桂、熟地黄、女贞子、山茱萸、益母草；通阳加薤白、桂枝；清虚热加地骨皮，玉竹；宽胸解郁，加广郁金、瓜蒌、降香、柴胡、香附、陈皮、川楝子；活血则加大丹参用量，常用至 28g，或加川芎；镇潜安神，加龙齿、磁石；清咽解表加玄参、玉竹、射干、桔梗、金果兰、胖大海、前胡；健脾助运加淮山药、砂仁、焦白术、甘草、谷芽、焦六曲；便秘加火麻仁、炙远志。在临床中常结合辨病及现代中药药理研究，加用麻黄、附子、细辛治疗传导阻滞，加大苦参用量治疗室性期前收缩频发。

【验案】顾某，女，30 岁，白领，1997 年 7 月患急性病毒性心肌炎，经中西药治疗控制病情，2001 年 11 月因偶感风寒而引发心律失常，经西药美西律、胺碘酮治疗，室性期前收缩被控制，但受寒或劳累则复发。遂于 2002 年 2 月 6 日请顾先生诊脉。心悸、头晕、胸闷、眠差、舌红苔白、脉细数。心率 107 次/分钟，律不整，可闻期前收缩，每分钟 2 或 3 次。心电图提示室性异位心律。动态心电图检查：柯萨奇病毒抗体阳性。24 小时室性期前收缩 3291 次，室性二联律 14 次。证属气阴两虚，心失所养。治以养阴益气，养心安神。处方：炒党参 16g，生黄芪 11g，麦冬 11g，五味子 9g，丹参 18g，茯神 16g，北沙参 11g，苦参 18g，蒲公英 18g，炙甘草 6g，淮山药 11g，川芎 6g。每日 1 剂。1 月 12 日诊，病情基本同前，晨间咽干、咽痛，原方加玄参 11g。1 月 19 日诊，病情基本稳定，偶有期前收缩、咽干、苔白脉细数，前方去玄参，加川石斛 28g，继以上方加减巩固治疗 3 个月余，期前收缩控制，诸症释然。

☯ 知母安心汤（狄王文方）

【组成】牡丹皮、知母各 10～16g，生地黄 15～28g，盐制黄柏、玉竹、麦冬各 15～18g，山茱萸 20～28g，龙眼肉 15～18g，姜制黄连 6～13g，竹叶 2～6g，赤芍 15～18g，炒酸枣仁 20～28g，首乌藤 15～18g。

【用法】水煎服，每日 1 剂，每日分 3 次服。

【功效】降火滋阴，安神养心。用于病毒性心肌炎。

【方解】心肌炎以温热毒邪为因，以热毒伤阴、阴虚火旺、心神不安为变，治疗当以降火滋阴、养心安神为法，以自拟安心汤（经验方）对主方加减变化。方中生地黄、麦冬、山茱萸、龙眼肉、知母、玉竹等滋阴清热；姜制黄连、盐制黄柏、竹叶等清热泻火，同时黄连、竹叶又能清心火以安神；赤芍、牡丹皮凉血清热；炒酸枣

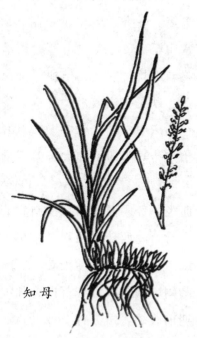

知母

仁、首乌藤安神养心。将药共用，可收阴复热清、神安悸除之效。

【加减】脉率不整、三五不调者，加苦参（据现代药理研究证实：苦参中所含苦参碱、苦参总碱、氧化苦参碱、苦参总黄酮等均有抗心律失常作用）。另在方中常依情加入姜制厚朴、砂仁以顾护脾胃，调整气机，亦利于药物吸收。全方组方严谨，加减灵活，验之临床，收效甚佳。若属疾病初期或久病又复外感而致病情加重者，加金银花、连翘、玄参清热解毒利咽；阴虚明显，则加龟甲大补阴精；热扰心神，寐差、心悸不能自主者，加龙齿以镇心安神；若见心悸、乏力、气短、自汗、脉缓，听诊心音低钝，则兼阳气不足，可于前方加用西洋参、炙黄芪、桂枝以益气温阳通脉。

【验案】朱某，男，19 岁，高中学生。因心悸、气短 2 个月，加重伴胸闷 5 天，于 1998 年 4 月 10 日就诊。曾在省级某医院诊断为

"病毒性心肌炎"，服用"普罗帕酮"等药物及静脉滴注"能量合剂"，疗效不见好转，以致休学在家。诊时症见气短、心悸、心烦、胸闷、活动后加重，咽痛、盗汗、夜寐不安、手足心热、便干、尿黄，舌红少苔、脉细数而促。听诊心率增快，心音亢进，频发期前收缩。生化检查：血清柯萨奇病毒阳性。心电图示多个导联 ST－T 异常，呈现缺血改变。经进一步做普萘洛尔（心得安）试验确诊为"病毒性心肌炎"，中医诊断"心悸"，证属阴虚火旺。治以降火滋阴、调心养神为法。佐以解毒凉血。方用安心汤加减，处方如下：生地黄、牡丹皮各 18g，知母 16g，盐制黄柏、赤芍各 18g，制龟甲 28g，麦冬 18g，玉竹 18g，山茱萸 18g，龙眼肉 18g，姜制黄连 13g，竹叶 2g，炒酸枣仁、龙齿、珍珠母各 28g，苦参 18g，金银花、连翘各 28g，水煎，每日 1 剂，分 3 次温服，同时嘱其忌食辛辣，注意休息。以此方为基础，依情加减治疗 3 个月后，患者自觉症状消失，期前收缩偶现，心电图恢复正常。为求彻底治愈，仍以安心汤为基础方加制龟甲、当归、醋制香附等制成丸药服用以巩固疗效。调治半年未再复发，现已停药，入学复读。

☯ 桂枝整脉饮（林日可方）

【组成】桂枝 6～11g，生地黄 15～28g，麦冬 16g，炙甘草 6～9g，丹参 16g，黄芪 16g，大青叶 16g，苦参 11g，茶树根 16g。

【用法】水煎服，每日 1 剂，每日分 2 次温服。

【功效】助心气，养心阴，整心脉，清邪毒。适用于病毒性心肌炎及其后遗症的心律失常。常见胸闷心悸，脉有歇止。

【方解】桂枝整脉饮中桂枝、生地黄、麦冬、炙甘草 4 味，取炙甘草汤意，加入黄芪、丹参 2 味，为扶正的主药。其中麦冬、生地黄、丹参 3 味，补阴血以养心体；桂枝、黄芪、炙甘草 3 味，壮心

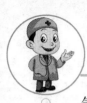
气以复心用。心气足则脉气可通，心血足则脉体可续。苦参、大青叶、茶树根3味从辨病角度选入。大青叶、苦参旨在祛邪除毒或扫除原发病灶，以利心肌功能的恢复。同时苦参与茶树根相配，有较强的纠正心律的作用。茶树根还能强心，不论心率快慢都可应用。全方气血两顾，补通兼备，扶正不留邪，祛邪不伤正，合而用之，使邪毒清、正气振而血脉复。

【加减】阴虚症状不明显而气虚症状突出，如见舌质淡胖，或边有齿痕，咽不痛等，可去大青叶，加党参16g，桂枝用量也可偏重。邪毒较重，咽痛明显，酌加蒲公英16g，地丁草11g。胸闷或胸有隐痛，加郁金9g，旋覆梗9g。本病恢复期或后遗症期表现为气阴耗伤为主的，去大青叶、茶树根，加太子参28g，五味子6g，生百合16g。

【验案】甘某，男，48岁。来医院就诊：1983年6月3日。患者自诉3个月前感冒后出现期前收缩，时轻时重，心电图曾提示：频发室性期前收缩，呈二联律。省级医院诊断为病毒性心肌炎后遗症。就诊时症见心悸不宁，胸闷气短，烦躁，咽痛，舌质偏红，苔薄，脉细，有歇止。心脏听诊，可闻及期前收缩4～5次/分钟。即处予"整脉饮"（岳阳医院根据基本方配制的糖浆）口服，每次服25ml，每日3次。服1周后症状逐渐改善。连服3个月，症状基本消失，随访未见期前收缩。

第八章
原发性高血压

      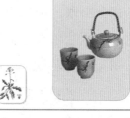

☯ 平肝潜阳汤（陈方富方）

【组成】代赭石 28g，钩藤 28g，怀牛膝 28g，龙骨 16g，白芍 16g，龟甲 16g，黄芩 16g，玄参 16g，麦冬 16g。

【用法】水煎服，每日 1 剂，每日分早、晚 2 次服用。30 天为 1 个疗程，可连服 2～3 个疗程。

【功效】降压，平肝潜阳。

【方解】平肝潜阳汤方中重用牛膝引血下行，此为治高血压主药；用龙骨、牡蛎、钩藤息风平肝；代赭石以降其气之上逆，并能助潜阳平肝；黄芩、菊花清肝泻火；白芍、麦冬、玄参、龟甲潜阳滋阴。

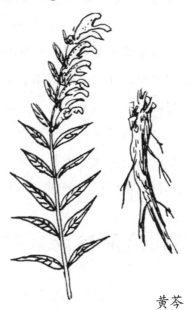

黄芩

【加减】肝肾阴虚者，加女贞子 16g，墨旱莲 16g，生地黄 28g，北沙参 18g，大山茱萸 16g；肝阳上亢者加菊花 16g，天麻 13g，夏枯草 28g；风痰上扰者加白术 16g，半夏 13g，胆南星 5g，陈皮 13g，茯苓 16g。

【验案】陈某，男，56岁，工人，2003年8月来医院就诊。患高血压病8余年，近3年来感头晕目眩、耳鸣、心烦易怒、咽干口燥、多梦失眠、记忆力下降、腰酸膝软、五心烦热，长期服西药依那普利、吲达帕胺、美托洛尔等，血压长期波动在180～145/120～90mmHg，前来我科就医。症见头胀痛、眩晕耳鸣，每因劳累或受寒而加重，多梦失眠、手足心发热、咽干口燥，舌红少苔，脉细数。血压180/112mmHg，心率90次/分钟，律齐，未闻及病理性杂音，西医诊断为高血压。辨证系肝肾阴虚，水不涵木，肝阳上扰清空，拟育阴息风潜阳，用基本方加味：代赭石28g，牛膝18g，钩藤28g，菊花16g，龙骨16g，牡蛎16g，黄芩16g，枸杞子16g，杜仲16g，女贞子16g，墨旱莲16g，北沙参18g，生地黄28g，山茱萸16g。每日1剂，水煎早、晚2次服用。连服2个疗程。血压降至130/85mmHg，临床症状消失，续以上方加味以巩固疗效。

【按语】高血压多因饮食不节，情志失调，内伤虚损，导致阴阳失调而发病，属中医"眩晕""头痛""中风"范畴。其主要病机为肝肾阴虚，肝阴暗耗或嗜食肥甘，肝阳上亢；或者素体阳盛，上扰清窍或平素肾阴亏虚，水不涵木，肝阳偏亢或长期忧虑恼怒，气郁化火，饥饱劳倦，伤于脾胃，运化失司，聚湿生痰，痰浊内停，皆可导致气血逆乱，上扰清窍，发为本病。故治疗上应以平肝潜阳为主，根据不同证型分别配以滋肝补肾、化痰健脾之品。

☯ 化瘀清热汤（赵振阳方）

【组成】葛根、丹参各10～16g，柴胡6～13g，菊花、桑枝各12～16g,牡丹皮、赤芍、红花、地龙各10～11g，薄荷6g。

【用法】水煎服，分早、晚2次口服，每日1剂。连服30剂为1个疗程。

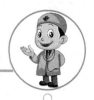

【功效】清散祛瘀。适用于原发性高血压。

【方解】化瘀清热汤方中丹参、牡丹皮、红花、桑枝、地龙清热化瘀；薄荷、菊花、柴胡、葛根、赤芍性味辛凉升散，且可提高化瘀药物的祛瘀作用，一般认为薄荷、柴胡、赤芍能劫阴动阳，对高血压病是禁忌，但这些药物能升能散，明目清脑，具有祛瘀清散之功，能改善血管的调节功能障碍，从而达到治疗的目的，为中医药治疗瘀热所致高血压开辟了一条新的途径。

【加减】便秘者加大黄；芦荟头痛甚者加蔓荆子；水肿者加益母草、川芎、泽兰；瘀象明显者加穿山甲片、三棱、路路通、莪术；热象明显者加黄芩；夹痰者加天竺黄、竹沥、胆南星。治疗获效，血压下降后酌去薄荷、柴胡、地龙、红花。

【验案】程某，男，55岁，农民，2006年7月就诊，患高血压病已2年余，曾先后服降血压西药及滋阴潜阳中药，但血压仍持续在185～220/95～110mmHg，自觉胸闷心悸，头痛头晕，心烦少寐，手足麻木，溲黄便干，有热上冲感。检查面色晦暗，唇紫，心界向左扩大，脉弦数，舌质黯红，苔黄，舌下静脉曲张，心电图报告示左心室肥厚。西医诊断为高血压病（Ⅱ期），治疗以清热化瘀，方用化瘀清热汤，水煎服，每日1剂，连服30剂后，血压下降，稳定在133/83mmHg，临床症状消失。

【按语】原发性高血压病中医共有肝火亢盛型、阴虚阳亢型、阴阳两虚型、痰湿壅盛型、瘀热型等几种，但以阴虚阳亢型居多，常采用潜阳滋阴方药治疗。据观察，高血压病为瘀热型者亦属不少。瘀热型的辨证要点为舌下静脉曲张，加上有热象表现，如舌黯红苔黄，脉涩或弦或弦数，诊断即可成立。对瘀热型病例均可用化瘀清热汤治疗。化瘀清热汤通过临床观察对Ⅰ、Ⅱ期高血压病疗效显著，Ⅲ期高血压病次之。

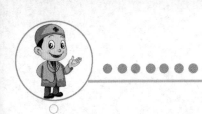

☯党参降压汤（程新尽方）

【组成】炒白术 16g，党参 11g，茯苓 23g，车前子（包煎）13g，地龙 13g，夏枯草 13g，天麻 13g，钩藤（后下）16g。

【用法】水煎服，每日 1 剂，每剂水煎 2 次，每次取汁 400ml，将 2 次药液混合后分早、中、晚 3 次温服。28 天为 1 个疗程。

【功效】抑木，扶土，降压。

【加减】若脘闷纳呆，痰湿较盛者加陈皮 13g，半夏 11g；合并冠心病心绞痛者加丹参 16g，三七粉（冲）6g；合并脑血管病者加桃仁 13g，红花 13g。若兼有头痛耳聋，目赤口苦者加菊花 13g，枯黄芩 13g，夏枯草用至 16g；若面色潮红、五心烦热者加龟甲（先煎）13g，石决明 28g；若失眠较重者加炒酸枣仁 28g，首乌藤 28g。

【验案】郭某，男，69 岁，2001 年 10 月 17 日来医院就诊。于1981 年体检时发现高血压，至今 20 余年，多次服用中西药物治疗，血压波动在 145～180/95～105mmHg。现形体虚胖，自觉头重头胀，时有视物旋转，上楼气喘，心烦易怒，头重头胀加重，脘腹胀满，纳少口淡，便溏溲短，舌淡胖苔白滑，脉濡，血压 170/105mmHg。证属脾虚肝乘，兼有水湿内停。治以平肝健脾降压。方用：潞党参11g，炒白术 16g，云茯苓 23g，车前子（包煎）13g，净地龙 13g，夏枯草 16g，天麻 13g，双钩藤（后下）16g，白菊花 13g，广陈皮13g，清半夏 11g，7 剂。复诊，上述症状明显减轻，舌苔转薄白，脉缓，血压 145/92mmHg，效不更方，守方 3 周，嘱患者戒烟酒，平衡膳食。2 周后临床症状消失，血压 130/88mmHg，3 个月后复查血压正常，未述不适。

【按语】高血压病多数医家都从肝论治，临床治疗本病中发现，现代人生活节奏快，思虑劳倦过重，饮食结构的不合理，加上过食

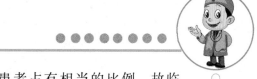

肥甘厚味、辛辣生冷，导致脾虚肝乘型患者占有相当的比例。故临床上强调应用扶土抑木法抑肝健脾，从而达到降压的目的。

☯ 舒筋通络汤（蔡灿林方）

【组成】地龙 16g，钩藤 16g，石决明 23g，生地黄 23g，泽泻 20～60g，酸枣仁 23g，葛根 16g，生山楂 28g。

【用法】将药加水浓煎，每日 1 剂，每日分 2 次口服。15 天为 1 个疗程。

【功效】滋肝补肾，舒筋通络，平肝潜阳。适用于原发性高血压。

【方解】高血压多为肝肾阴阳平衡失调，病位在肝、肾，兼及心、脾，病性为本虚标实，以标实为主，本虚为肝肾阴虚。标实为肝阳上亢，治则平肝为主，兼补肝肾。方中钩藤息风平肝；地龙息风平肝，清热通络；石决明潜阳平肝；生地黄生津养阴，滋肾养肝；

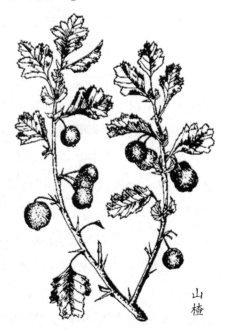

山楂

泽泻清泻肾火；酸枣仁补肝养血，养心阴，宁心神；葛根生津解热，通络舒筋，健脾升清；山楂消食健胃，通络化瘀。诸药合用，共达潜阳平肝、滋补肝肾、通络舒筋之功效。

中医药理研究证实，钩藤中的钩藤碱，能抑制血管运动中枢，直接扩张末梢血管，而使血压下降；地龙有缓慢且持久的降压作用；生地黄能抑制于中枢神经系统，引起内脏血管扩张而使血压下降；泽泻有显著的利尿作用，有较持久的降压作用，并有降脂、抗动脉

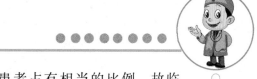

第八章

原发性高血压

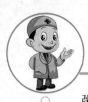

粥样硬化之功效；酸枣仁有明显的降压作用；葛根中的葛根酮有降压作用，并能改善冠状动脉循环和脑循环；山楂有强心、提高冠状动脉血流量、抗心肌缺血及降压作用，同时又有减少血脂的作用。可见本方是通过多种途径达到降压作用的。

【加减】阴损及阳者，加杜仲 11g，巴戟天 11g；伴有便秘者，加大黄 13g，郁李仁 11g；伴有肢体麻木者，加僵蚕 13g，土鳖虫 13g；心情烦躁，失眠不寐较重者，加苦参 23g，首乌藤 23g；眩晕较重者，加羚羊角 3g，天麻 11g；肝肾阴虚较重者，加熟地黄 11g，何首乌 16g；身热较重者，加石膏 16g，知母 11g。

【验案】某女，57 岁。工人，平素血压波动在 140～160/90～100mmHg，化验：三酰甘油 3.89mmol/L，胆固醇 6.79 mmol/L，经系统检查未见明显器质性病变。来医院就诊：急躁易怒，头晕头胀，腰膝酸软，五心烦热，失眠多梦，口苦咽干，健忘心悸，舌红少苔，脉弦细数。西医诊断：原发性高血压。中医诊断：眩晕。证属肝肾阴虚，肝阳上亢型。治则滋补肝肾，息风平肝。方用舒筋通络汤加减。处方：钩藤 16g，地龙 16g，石决明 23g，生地黄 23g，泽泻 23g，酸枣仁 23g，葛根 15，生山楂 28g，远志 16g，生龙骨、牡蛎各 16g。上方加水浓煎，每日 1 剂，分 2 次口服，并根据患者病情变化而加减。治疗 5 个疗程后，血压稳定在 120/80mmHg 左右，症状消失。化验：三酰甘油 0.92mmol/L，胆固醇 4.85mmol/L。

☯ 杜仲降压汤（陈金锭方）

【组成】白芍 11g，何首乌 16g，当归 13g，炒杜仲 18g，黄芪 28g，川芎 13g，黄柏 6g，钩藤 28g，夏枯草 16g，桑叶 13g，菊花 13g，丹参 13g。

【用法】每日 1 剂，水煎服，每日分 2 次口服，服药 1 个月为 1

个疗程，待血压降至正常后改用上方散剂 6g，每日 2 次冲服，连续服药 3 个月。

【功效】滋补肝肾，平肝潜阳。适用于高血压。

【方解】方中何首乌、杜仲滋肾填精，为主药；辅以白芍、黄芪、当归益气活血，补脾固精，钩藤养肝涩精。又用川芎、夏枯草、黄柏清泻肾火，并防黄芪之滋腻；丹参健脾益气，以助白芍之健运，桑叶、菊花清泄肝火，并制白芍之温，共为经使药。诸药合用，补中有泻，寓泻于补，相辅相成，共奏滋补肝肾之效。

【按语】高血压的发生，主因是肝的气血失和、肾的阴阳失调，形成肾阴不足，肝阳上亢的证型，属中医眩晕的范畴。治疗以潜阳平肝、滋肾补肝为主，因而方用白芍、何首乌、杜仲养其阴血；川芎、当归、丹参行其血滞；阴血的滋润有赖于阳气的温煦，故以黄芪益气助阴；"阴虚而阳盛，先补其阴而后泻其阳以和之"，黄柏、钩藤之用就在于此；夏枯草清肝泻火，平肝阳；桑叶、菊花清利头目。全方合用既补脾肾之不足，阴血之亏虚，亦通行血脉平肝潜阳，从而以治本为主，标本兼治，达到降压稳压的目的，值得临床应用。

☯ 祛瘀降压汤（胡冬梅方）

【组成】夏枯草 16g，葛根 28g，决明子 16g，钩藤（后下）16g，川牛膝 18g，杜仲 13g。

【用法】将药水煎服，每日 1 剂，每日分 2 次服，早、晚各 1 次。

【功效】祛瘀降压，平肝息风。

【方解】祛瘀降压汤中葛根具有增加脑循环及外周循环的作用，使扩张血管，有温和的降压作用，为君药；配合夏枯草清火降压散结，决明子清肝明目，有显著的降压作用，能减少血浆三酰甘油的浓度，为方中臣药；钩藤平肝清热、息风止痉，有镇静和降压作用，为方中佐药；川牛膝能活血止痛散瘀，功在苦泄下降，引血下行，能减低头部充血，且补益肝肾；杜仲补肝益肾，壮筋强骨，为方中使药。全方由力专效宏的药物组成，具有息风平肝、降压祛瘀的功效，故能收降压之功。

【验案】蔡某，男，68 岁。1996 年 5 月 5 日来医院就诊。有高血压病史 8 年，今因与人争吵而致眩晕头痛，颈项僵硬疼痛，伴耳鸣眼花，视物模糊，失眠心悸，手足有时不自觉地蠕动，四肢麻木，舌质红，苔薄，脉弦细。血压 195/115mmHg，诊为高血压病 2 期；中医属肝火亢盛型眩晕。治则潜阳平肝降压，投以自拟祛瘀降压汤：葛根 28g，夏枯草 16g，决明子 16g，天麻 13g，钩藤 16g，川牛膝 18g，杜仲 11g，黄芩 13g，栀子 6g，珍珠母 16g。每日 1 剂，每日 2 次。服药 2 周后，血压降至 155/100mmHg，眩晕头痛减轻，失眠、心悸、乏力、肢麻等症状消失。后继服药 6 周，血压降至 135/90mmHg，眩晕头痛消失，偶有心悸、失眠、眼花，其他症状消失。5 个月后随访，血压仍维持在 135/90mmHg 左右。

活血降压汤（蔡文方）

【组成】桑寄生、毛冬青、丹参各 28g，杜仲、牛膝各 18g，天麻、川芎各 13g，泽泻、白芍、茯苓各 16g。

【用法】水煎服，每天 1 剂，水煎 2 次混合，分 2 次服。治疗 7 周为 1 个疗程。

【功效】活血降压，温肾利水。

【方解】上岁数的人年老体弱，肾阳渐衰，温化水液渐少，水湿则易于内困；阳主温煦，肾阳虚衰，久病则入络，气滞血瘀，瘀血

心脑血管病 传承老药方

内停，脉络因而阻塞。中医医学认为，高血压病多伴有动脉粥样改变，管腔变窄，血液黏度增高，从而导致血管内血流不畅。活血降压汤中，杜仲、桑寄生温阳补肾，除湿祛风；泽泻、茯苓渗湿利水；天麻、白芍平肝潜阳息风；牛膝、川芎、毛冬青、丹参活血行气，通脉祛瘀；牛膝并能引血下行；白芍、川芎还能敛阴养血、安神除烦。药理研究证实，桑寄生、丹参、泽泻、天麻、杜仲、川芎、毛冬青、牛膝有降压作用。泽泻、天麻、丹参、毛冬青、牛膝、川芎有减少胆固醇作用，桑寄生、毛冬青、川芎还有抗心律失常作用，牛膝、丹参、川芎有减少血浆黏度的作用，杜仲、桑寄生、茯苓有利尿作用，牛膝、泽泻还有降血糖作用。由此可见活血降压汤确能针对老年高血压病常见的临床症状，通过扩张血管，解除血管平滑肌痉挛，减少血小板聚集，减少血浆黏度，强心、利尿，提高心脑血流量，改善微循环，降低耗氧量，增加氧供应、抗心律失常等作用，从而有效地降低血压，迅速消除症状。

【加减】心悸重加党参 28g，酸枣仁 18g；阳虚甚加制附子、桂枝各 6g；眩晕重加钩藤 18g，石决明 28g；肝火较重加夏枯草 16g，生地黄 18g。

☯ 益母草降压汤（邓伟明方）

【组成】川芎 16g，丹参 28g，益母草 28g，牛膝 16g，桑寄生 28g，泽泻 16g，夏枯草 28g，菊花 16g，蝉蜕 11g，草决明 16g，珍珠母（先煎）28g，木香 13g。

【用法】水煎服，每日 1 剂。

【功效】活血通脉，除眩降压。用于高血压。

【方解】益母草降压汤方川芎、丹参、益母草有较强的通血行脉之力，可调整血脉的运行，活血化瘀；配夏枯草、草决明、菊花、

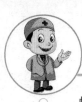

蝉蜕等平肝清热，主头脑眩晕胀痛；牛膝、桑寄生通脉活血；同时牛膝、泽泻可引血下行而降压；"气行则血行"、"气为血之帅"，故在通脉活血药中佐以行气之木香；配珍珠母镇静安神。

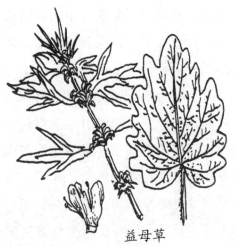

益母草

【加减】手足心热，腰膝酸软者加玄参28g，生地黄11g，知母11g，黄柏11g；肢体麻木明显者加乌蛇28g，威灵仙11g。若中气不足、清阳不升，伴有气短乏力、脱肛者，可加黄芪28g，升麻13g，柴胡13g。若头痛明显者可加全蝎6g，地龙11g；耳鸣者加磁石（先煎）28g；若痰浊偏重者加半夏13g，白术11g；夜寐不安者可加首乌藤28g，酸枣仁28g。

【验案】邓某，女，58岁。因亲人不幸去世，三个月来经常头晕、头胀痛，烦躁失眠，去医院就诊，诊断为高血压病。近日头晕脑胀痛，心烦不能眠，多梦，口干。查：面色红，巩膜轻微充血，舌质红，苔薄微黄，脉弦数，测血压185/100mmHg，证属心肝火旺，郁火上炎，用通脉降压汤加黄芩11g，钩藤16g，竹叶11g，灯心3g，朱砂（包冲服）3g，首乌藤16g，服2剂自觉见好，5剂后血压开始下降，服15余剂血压接近正常，症状基本消失，25余剂，血压稳定，症状消失近5个月，未见反复。

【按语】高血压主因为肝乃风木之脏，喜条达，恶抑郁。老年人肝气郁结，失去条达之性，气机不畅，肝郁化火，火性炎上，挟气血上壅于脑，故致头晕头痛、心烦易怒、脑胀、寐差、口干等。故治予降压汤活血理气通脉，佐以潜阳清心安神。加入钩藤意在平肝潜阳，使上逆之气血下行；竹叶、黄芩、灯心意在清心降火；朱砂、首乌藤安神以除烦躁。

☯ 平肝息风饮（何岩飞方）

【组成】钩藤 13g，天麻 13g，磁石（先煎）28g，菊花 13g，川牛膝 16g，地龙 13g，川芎 13g，生龙骨（先煎）28g，草决明 18g，杜仲 11g，桑寄生 16g，栀子 13g，炒麦芽 13g。

【用法】水煎服，每日 1 剂，每日分 3 次服。

【功效】活血益肾，平肝息风。适用于肝肾不足，肝阳偏亢，肝风上扰，头痛，眩晕，头麻，耳鸣，腰酸，肢乏，手足肿胀，烦躁易怒，血压高，或睡眠不佳，脉弦数者。

【方解】此方为肝肾阴虚、肝阳上亢而设。此类患者临床十分常见。镇肝息风汤虽为常用，但其力甚猛，胃弱者不宜。平肝息风饮清肝安神虽优，益肾平肝活血之力不足。故变通此两方之义，结合中医中药研究成果而拟成此方。方中用磁石、天麻、生龙骨平肝阳之上亢，钩藤、菊花、栀子、草决明清肝泻热，重用草决明还可通便泻热，杜仲、桑寄生补肝益肾以治本，地龙通经络而降压，川芎、牛膝化瘀活血，引血下行，炒麦芽健脾护胃，防止重镇药损伤胃气。全方具有清肝平肝、活血益肾、降压通络之功效。

【按语】肝肾阴虚、肝阳上亢是高血压临床时常见的发病机制，高血压病中尤其多见。笔者临床观察到，此类患者多在中年以后，肝肾日衰时发病，其病主因年老体衰，使肝肾不足，肝阳偏亢，但其形成有一个较长的发病过程，且多有肾虚血瘀、肝气郁结，便难络阻等因素综合作用而成。针对瘀血阻络、便干腑气不通、血脂高、动脉硬化等因素，故方中选用地龙、草决明、牛膝等品。据实验研究三药均有较平和的降血压作用，草决明还可降血脂，杜仲、磁石、桑寄生补肝肾之阴而性不滋腻，故可久服以收功。该方经临床试用，疗效确著。当然由于体质因素差异，在具体应用时，应该结合病情轻重，体质强弱作相应的加减，以求方证更加贴切，取得更理想的疗效。

☯ 养阴柔肝方（何岩飞方）

【组成】蒺藜 11g，煅石决明 16g，苦丁茶 16g，钩藤 16g，白芍 16g，桑椹 16g，郁金 11g，葛根 11g，甘草 1.5g。

【用法】水煎服，每日 1 剂。

【功效】养阴柔肝，平肝息风。用于原发性高血压。

【方解】方中蒺藜、石决明、苦丁茶清肝泻火；钩藤、白芍活血化瘀，引血下行；桑椹、郁金清热养阴；甘草调和诸药。全方共奏清肝降压之效。

【加减】症见口苦口干，尿黄便结，舌红苔黄，脉弦数，证偏肝火上炎，加龙胆、黄芩、栀子等；症见失眠，加酸枣仁，视物模糊，加密蒙花、菊花；肢体麻木，加豨莶草；头痛，加地龙、蔓荆子；便结，加决明子；目胀痛，加茺蔚子、谷精草。患者症见血压偏高，伴轻度头晕、颈项不适，一般直接用上方；早期原发性高血压，血压多随情志变化而波动，证偏于肝郁气逆，合入四逆散；症见目胀烘热，烦躁易怒，脉弦有力，证偏肝阳上亢，加珍珠母、夏枯草、茺蔚子等；症见肢麻体颤，眩晕耳鸣，证偏肝风上扰，加僵蚕、蝉蜕、地龙等；症见手足心热，腰酸目涩，舌红少苔，证偏肝肾阴虚，加制何首乌、墨旱莲、干地黄等。

合并高冠心病，症见胸闷胸痛，心悸，常加丹参、远志、蒲黄；Ⅱ、Ⅲ期原发性高血压患者，临床常有一定的合并病症。如素嗜肥甘，常合并高脂血症，症见体胖，苔腻，为夹痰，可加橘红、竹茹、山楂等；兼有慢性支气管疾病，症见咳嗽，气促，加紫菀、百合、

心脑血管病 传承老药方

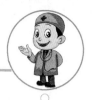

远志。

【验案】周某，女，63岁。患原发性高血压10余年，血压持续在170/110mmHg，间断用硝苯地平、复方降压胶囊、尼群地平治疗，服药时血压稍降，但停药即上升。就诊时症见头胀面红，项强耳鸣，口苦，失眠多梦，舌质绛红，脉弦。血压175/115mmHg。辨证为肝阳上亢，药用煅石决明（先煎）16g，苦丁茶16g，钩藤11g，葛根11g，郁金11g，炒酸枣仁11g，白芍11g，蒺藜11g，墨旱莲11g，甘草1.5g。14剂。药后复诊，诉服药期间已停服西药，血压上午正常，午后偏高。头胀项强减轻，耳鸣消失，余症同前，舌苔滑。原方去墨旱莲，加橘红3g，竹茹11g，14剂。第三诊症状基本消失，血压135/94mmHg，以第二诊方去竹茹，连进30余剂，诸症皆失，血压恢复正常。

☯ 平肝降压方（陈允旺方）

【组成】丹参、沙苑子、蒺藜、泽泻、青葙子等。

【用法】水煎服，每日1剂，每日分3次服。

【功效】平肝降压，活血潜阳。用于原发性高血压。

【方解】中医认为原发性高血压病位在肝，与心脾肾肺四脏及冲任二脉相关，"阳亢""血瘀"为其发病的病理。活血潜阳法是治疗原发性高血压的有效方法。笔者师

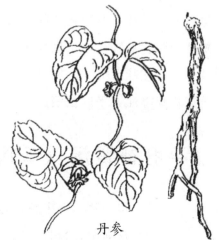

丹参

循潜阳活血法，设活血潜阳方治疗原发性高血压。方中重用丹参活血调血、安神益气、益气补血、宁心调肝为君；沙苑子补肾益肝、

明目固精，蒺藜解郁疏肝、明目祛风、祛瘀散结，二药相配，共为臣药，一平肝阳以治上，一补肾阴以治下；泽泻渗湿利水，佐上药以利尿降压辅养肝肾；青葙子为使，《日华子本草》曰其"益脑髓、明耳目、镇肝"。诸药相配，共奏潜阳活血、平肝降压之功。

【加减】年老体弱，肾精不足，气血两虚者，加党参、生地黄、白芍、鸡血藤、白术、龟甲等以双补气血、添精补髓；若因阳亢化风或阴虚风动，出现四肢颤抖、头晕目眩、步履不稳、视物不清等症状，则加赭石、生龙骨、牡蛎、龟甲、白芍、生地黄等重镇潜阳、滋阴息风之品。总之，原发性高血压患者病情不一，临床表现各异，虚实夹杂证多见，但"阳亢""血瘀"证候常夹在其中，故而在治疗各型原发性高血压时均予以活血潜阳法，收效甚好。临证时以此为基础灵活应用，遵循"必伏其所主，而先其所因"的原则，随症化裁。若因肝郁火盛，出现口舌生疮、面红目赤等症状，加绿萼梅、郁金、牡丹皮、钩藤、鬼针草等以疏肝解郁泻火；因更年期冲任失调，肝肾两虚，阴阳两亏出现月经紊乱、头晕耳鸣、心慌心悸、潮热自汗、四肢不温等症，则与二仙汤、二至丸合用加减以调摄冲任、双补阴阳、平肝活血；因痰浊内盛出现头晕头重、胸闷呕恶、体倦肢怠、苔腻脉滑等症，则加法半夏、天麻、瓜蒌皮、白术、胆南星等以化痰降浊、平肝祛瘀。

☯ 平肝补肾汤（王国平方）

【组成】川牛膝、怀牛膝、地龙、夏枯草、海藻。

【用法】水煎服，每日1剂，每日分3次服。

【功效】清肝解郁，平肝补肾，活血祛瘀。适用于原发性高血压、脑血管疾病后遗症、高血压心脏病等。

【方解】平肝补肾汤中川牛膝、怀牛膝祛瘀活血，补肝肾强筋壮骨，引血下行利水；地龙清热息风，通络除痹利水；夏枯草平肝阳清肝火，散郁除结；海藻软坚消痰，利水。全方攻补兼施，标本同治，对原发性高血压属肝阳上亢、痰瘀互结型临证用之多验。

【验案】陆某，女，68岁，患者患有原发性高血压病史15年，血压150～210/80～120mmHg，间断口服硝苯地平、复方降压片、卡托普利、依那普利等药物治疗。近因生气受累后头晕加重，伴右侧面部麻木、右手麻、口角流涎、口干，喜热饮，大便干，耳鸣，夜寐易醒，醒后难入睡，舌淡黯、苔腻。查颅脑CT示腔隙性脑梗死，血压190/110mmHg。中医辨为肝阳上亢，痰瘀互阻。方用平肝补肾汤。处方：川牛膝、怀牛膝、夏枯草、海藻、钩藤、鸡血藤各16g，地龙、茺蔚子、天麻、郁金、姜黄、川芎各11g，葛根18g，丹参28g，莪术13g。6剂，每天1剂，水煎2次早、晚分服。1周后患者复诊诉头晕、舌麻、面麻、手麻、口角流涎等症好转，依上方加减继服55剂，诸症消失，血压控制在130/90mmHg左右。

平肝潜阳饮（潘爱英方）

【组成】钩藤16g，黑芝麻18g，桑叶13g，怀牛膝11g，杜仲11g，陈皮6g，茯苓16g，丹参11g，酸枣仁5g，柏子仁16g，炒谷、麦芽各16g，生姜2片，大枣3枚，生甘草3g。

【用法】水煎，每日1剂，每日服3次。饭后服。

【功效】以健脾益气、化痰除湿为辅，以补益肝肾、平肝潜阳为主，兼以养心活血通脉。用于原发性高血压。

【方解】平肝潜阳汤以补肾益肝、平肝潜阳为主，健脾补气、化痰利湿为辅，兼以活血养心通脉，随症加减之，既保证了心、脑、肾等器官的血液灌流，又祛除了风、火、痰、瘀等致病因素，使机体保持阴阳平衡，气血畅通，津液环流，而达到稳定血压，降低靶

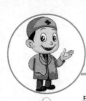

器官损害，降低相关危险因素，控制患者同时存在的疾病的目的。中医立足整体调理，标本兼治，力主图治缓功，不主张大寒大热，峻补猛攻，特别是重镇之品如赭石、磁石、珍珠母、石决明等，仅为应急之品，而不宜久服，虫类药如全蝎、蜈蚣等亦同。原发性高血压的病理机制为本虚标实，或因虚致实，或因实致虚。故除积极结合非药物疗法外，守中医经验方加味芝麻钩藤饮随症加减，才能从根本上保证原发性高血压患者阴平阳秘，浮阳不升，或脾健湿运，风痰自灭。

【加减】肝肾阴虚型：加黑豆、淮山药、制何首乌、生地黄、枸杞子等，以增强其滋养肝肾之功。气阴两虚型：加太子参、麦冬、当归，以补益气阴，活血通脉。肝阳上亢型：加天麻、石决明、珍珠母等，增强其平肝潜阳之功。潘老不主张长期用重镇之品，亢阳一平则宜减去矿石类药物。因重镇之品仅为治标之剂，而原发性病血压的发生发展，根本在于肝肾不足，首先要供给重要器官以物质基础，才能保证阴平阳秘，浮阳不升。肝火上炎型：加菊花、炒黄芩、夏枯草，以清泻肝火。痰热上扰型：加竹茹、夏枯草、枳壳，以加强其化痰降浊、清热平肝之功。痰浊上犯型：去桑叶、酸枣仁、柏子仁，黑芝麻减量为11g，钩藤减量为13g，加石菖蒲、炙远志、京半夏、炒白术，以健脾化痰降浊，杜绝生痰之源，源流既清，痰除风息，风痰无以上扰，则眩晕，头痛自止。

第九章
脑血栓

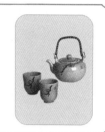

祛风活络汤（任晓珊方）

【组成】葛根、羌活、当归各 16g，川芎、桂枝、鸡血藤各 28g，黄芪 60～118g，地龙、三棱、莪术、石菖蒲、乌梢蛇各 13g，甘草 6g。

【用法】每日 1 剂，水煎服，每日 3 次温服。

【功效】活血益气，温通络脉，祛风活络，豁痰开窍。适用于脑血栓形成。

【方解】祛风活络汤中重用川芎息风活血，引药上行；桂枝、葛根、羌活通脉温经，调和营卫；地龙、乌梢蛇舒筋活络；赤芍、三棱、莪术破血行气化瘀；石菖蒲豁痰开窍；当归、鸡血藤补血活血，祛瘀而不伤正；黄芪配甘草益气健脾。将药合同，共奏益气活血，豁痰开窍，通经活络之功。

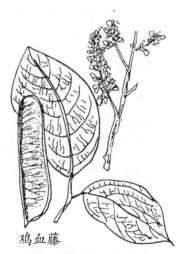

鸡血藤

【加减】口眼歪斜重加白附子、僵蚕；语謇流涎重加胆南星、远志；舌红少苔加白芍、知母。头晕、肢麻、血压高加天麻、石决明；

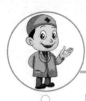

上肢瘫痪重加桑枝、姜黄；下肢瘫痪重加川牛膝、杜仲。

【验案】沈某，女性，60岁，农民。患者因头昏，头痛，失眠，四肢麻木半年余，于2000年11月5日来我院中医专病诊治。患者从事脑力劳动，经常熬夜，超负荷加班加点工作。一年前发现血压升高，常波动在160～140/110～90mmHg。4月下旬因工作劳累，感口唇突然肢体发麻，眩晕欲倒，讲话不利索，在郑州医学院附院做有关检查，诊为"腔隙性脑梗死"，住院20余日，自觉症状无改善要求中医治疗。

医生查体：血压160/115mmHg，双上肢肌力4°～5°，未见明显面瘫及肢体活动障碍。理化资料：胆固醇7.3mmol/L，三酰甘油2.03mmol/L，低密度脂蛋白6.11mmol/L。血流变学提示：血黏稠度重度异常。经颅多普勒B超提示："大脑前动脉、颈内动脉、椎基底动脉血流缓慢，供血不足"。心电图正常。脉细无力，舌淡红少苔。

中医辨证：中风，中经络，气虚血瘀型。治以活血益气，通脉醒脑。上方每日1剂，服药1周，自感头昏手麻明显减轻，未发生眩晕，又连续服药3周，手已不麻，头昏头晕已不明显，血压服维持量西药而转正常。12月16日复查胆固醇5.8mmol/L，三酰甘油1.3mmol/L，低密度脂蛋白3.01mmol/L。此后每周来诊，数月坚持间断服中药治疗，获显著疗效。

【按语】祛风活络汤应在患者病情稳定后服用。服药过程中，个别患者会出现手足肿胀现象，为正常药物反应，继续服药，肿胀即可自消。

☯ 化瘀补肾汤（王延彬方）

【组成】当归13g，炙黄芪80g，白芍16g，川芎13g，地龙、桃仁各11g，红花8g，丹参28g，桂枝9g，牛膝16g，山茱萸11g，肉

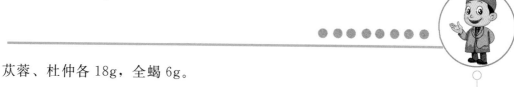

苁蓉、杜仲各 18g，全蝎 6g。

【用法】水煎服，每日 1 剂，每日分 2 次煎服。14 天为 1 个疗程。

【功效】活血益气，补肾化瘀。适用于脑血栓形成。

【方解】化瘀补肾汤中重用黄芪益气，行血；川芎、白芍、当归养血活血；杜仲、肉苁蓉、山茱萸补肾；桃仁、红花、丹参化瘀活血；桂枝、牛膝、地龙通络；全蝎祛风开窍。

【加减】气虚甚加党参 23g；意识障碍加石菖蒲 18g，郁金 16g；肢肿尿少加车前子、泽泻各 11g；肝肾阴虚加女贞子、旱莲草各 18g；肝阳上亢加天麻 16g，钩藤 23g，石决明 18g；口眼歪斜加僵蚕、白附子各 16g；痰涎壅盛者加川贝母、胆南星各 11g，炙远志 8g。

【验案】陈某，女，70 岁，2003 年 8 月 30 日初诊，主诉：头昏头痛，健忘耳鸣 3 年，近日因事物过多而致症状加重，并有心悸胸闷，食欲缺乏，头晕健忘，双上肢颤动，入院治疗。查经颅多普勒 B 超示脑基底部供血不足，脑血流量图示脑血管紧张性增高。彩色 B 超示冠心病。心电图示心肌劳损，三酰甘油 3.3mmol/L，胆固醇 6.8mmol/L，来医院就诊见舌暗红、苔薄白，脉弦细缓。中医诊为"眩晕"。治用本方加薤白 16g，三七 6g。水煎服，每日 1 剂。用药 6 剂后心悸胸闷症状消失。守上方去薤白加龟甲 16g，煅龙骨 28g。服药 30 剂后头昏健忘、双上肢震颤等症减轻而出院。出院后续服上药 30 剂，前后共治疗 60 天，症状逐渐消失，各项检查明显改善，病情稳守。追踪观察 5 年未见复发。

【按语】脑血栓是随年龄的增长，脑功能退化的自然规律，但若喜食肥甘厚味，暴食暴饮，缺少劳动或体育锻炼，或房事不节，性欲无度，均会导致脑血栓过早出现。注意饮食调节与节制性生活，加强锻炼，对防止脑血栓有重要作用。

第九章

脑血栓

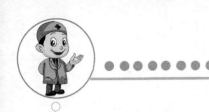

☯ 化痰利湿汤（梁开发方）

【组成】当归尾、赤芍、地龙、川芎、桃仁、红花、泽泻、山楂各 10～18g，黄芪 15～118g。

【用法】水煎 2 次，兑匀，每日分 2 次温服，每日 1 剂，饭后服。

发病 1 周内静脉滴注 20% 甘露醇 250～450ml，分 1～3 次加压输入，间隔 8 小时；1 周后静脉滴注右旋糖酐-40 500ml 加复方丹参注射液 12ml，每日 1 次，连用 15 天。

【功效】化瘀通络，益气行血，化痰利湿。适用于脑血栓形成。

【方解】化痰利湿汤以大剂量黄芪大补元气以起痿废；当归尾、川芎、赤芍和营活血；桃仁、红花、地龙通络化瘀；泽泻、山楂利湿健脾，化痰通络。

【加减】肢体偏瘫者加水蛭 13g，蜈蚣 2～5 条（于发病 1 周后开始加药）；大便秘结加番泻叶 16g，泡水服；痰多，胃脘胀闷，加胆南星、厚朴各 13g；面色潮红，烦躁者加钩藤 11g，夏枯草 16g。

【验案】安某，女，62 岁，于 2004 年来院就诊，患者几年前，因为情绪过于激动，突然感觉头痛、头昏、恶心呕吐、烦躁汗出，闭目无神，走路不稳，动则头痛加重，当即送往医院治疗，查血压 210/160mmHg，做脑电图脑血流图正常，颈椎摄片，"颈椎轻度退形性变"，血脂 10.4mmol/L 诊断：高血脂症，脑动脉硬化，椎—基底供血不足，高血压病。住院期间，曾用"丹参片、维脑路通、脑脉灵"等药物治疗。病情稍有缓解，但效果不佳而出院。用上药，每日 1 剂，水煎服。此方加减连服 1 个月，病情自觉症状明显好转，原方加减，又连服 3 个月，病情逐渐好转，基本恢复正常，查血脂正常，胆固醇正常，三酰甘油正常，脂蛋白电泳正常，血压正常。

【按语】化痰利温汤具有降低血液黏稠度和升高红细胞表面电荷的作用，能抑制血小板聚集和释放反应，具有抗凝、溶血栓、降血脂、促进能量代谢以及减轻脑水肿时氧自由基损伤、促进神经损伤修复的作用；泽泻的主要化学成分为三萜类化合物，有阻止血脂在血清内滞留或渗透到血管内壁的功能，并能促进胆固醇的运输和消除；山楂所含黄酮类，解酯酶等有降血脂，扩血管及改善心肌及脑细胞代谢的作用。

☯ 和气通络汤（庞佑中方）

【组成】川芎 18g，当归尾 18g，葛根 18g，桂枝 18g，郁金 18g，地龙 13g，穿山甲 13g，石菖蒲 13g，桃仁 13g，乌梢蛇 13g，黄芪 60～100g，鸡血藤 28g，红花 6g，甘草 6g。

【用法】每日 1 剂，水煎服，每日分 3 次服。

【功效】活血化瘀，益气破血，温经通脉，豁痰开窍。适用于脑血栓形成。

【方解】和气通络汤中川芎息风活血；桂枝温通经脉，营卫调和；地龙、乌梢蛇、穿山甲、郁金开窍豁痰，通络

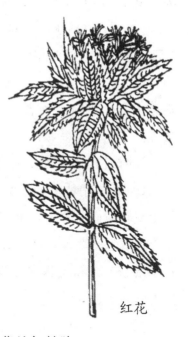

红花

利气；当归、鸡血藤活血补血；黄芪、甘草益气健脾。

方中川芎、葛根能扩张脑血管，提高脑血流量，降低血压，再配合大剂量复方丹参注射液静脉滴注，使全血黏度、血浆黏度下降，红细胞电泳时间加快，有利于血液的流动，防止聚集凝结。

【加减】下肢瘫软无力，加怀牛膝、桑寄生、仙茅、杜仲；血压

高加夏枯草、芦根、天麻、石决明；上肢瘫痪重加桑枝、姜黄；口眼歪斜加白附子、僵蚕、全虫；舌强语蹇，加胆南星、天竺黄、合欢皮、远志等。

【按语】本方可配合复方丹参注射液16～24ml加入5％葡萄糖注射液250～500ml静脉滴注，每日1次。

☯ 天麻通络汤（贾满仓方）

【组成】钩藤11g，天麻13g，石决明11g，菖蒲6g，陈皮6g，姜半夏13g，郁金6g，紫丹参11g，赤芍11g，甘草5g。

【用法】水煎服，每日1剂，煎汤200ml口服。每日分2次服。2周为一疗程。同时用丹参注射液30ml加入5％葡萄糖液500ml中静脉滴注；并用必要的对症处理，如血压偏高，用口服或静脉滴注降血压药。伴脑水肿者用脱水治疗，进食偏少，可输液予支持疗法等。

【功效】化痰平肝，通络活血。适用于脑血栓形成。

【方解】丹参具有降低血小板聚集、抗凝、抗血栓的作用，使血黏度减轻，血流加速，毛细血管网开放，改善微循环。因而，对脑血栓形成患者，静脉滴注大剂量丹参（30ml）冲击疗法（常规治疗丹参用16～20ml）既可以发挥其"活血"功能以改善微循环，促进侧支循环的建立，又可以发挥其"化瘀"功能，以促进血栓溶解。

【验案】徐某，男，58岁。1979年11月27日就诊。患者早晨起床，忽觉左上肢抬不起来，家人扶起，发觉左下肢亦不能随意活动，说话不清楚。上午来院就诊。检查见患者精神不振，说话不清，肌肤松弛，神清，高血压病史5年，血压135/85mmHg，脉弦细，舌淡苔薄白。经脑脊液穿刺诊为"脑血栓形成"，据脉症分析为中风之经络，气虚肝郁型。治用化痰平肝，通络活血。上方水煎服。服3

剂后，症状明显好转，左半身能轻微活动，说话亦较前清晰，仍感肢麻活动不便，咽中有痰，脉弦细，舌淡苔白微腻。前方如：半夏16g，茯苓16g。水煎服。又服9剂，患者痊愈出院。

☯ 息风化痰汤（张沙尘方）

【组成】当归、川芎、地龙、红花、石菖蒲各 13g，黄芪30～118g，水蛭、丹参各28g，土鳖虫6g。

【用法】每日1剂，水煎服，每日分2次服。3个月为1个疗程。

【功用】息风化痰，益气养血，活血通络。适用于脑血栓形成。

【方解】息风化痰汤以黄芪大补元气，鼓舞血行，以当归和营养血，用水蛭、地龙、地鳖虫破血通脉逐瘀，配以川芎、丹参、红花、三七提高活血之力，佑以菖蒲通络化痰。诸药配合，共奏养血益气，通络活血，息风化痰，聪脑振瘫之效。

黄芪补气活气，能扩张脑血管，改变局部缺血缺氧状态；川芎、水蛭、地龙等化瘀药能降血脂，调整脂代谢，对抗氧自由基，抑制血小板聚集黏附，防止动脉粥样硬化病变的进展，促其斑块消退。

【加减】痰瘀阻滞经络较重者，选加赤芍、鸡血藤、地榆、三七、鬼箭羽；大便秘结者加草决明、瓜蒌仁、芦荟、大黄；伴有风痰阻络，喉间痰鸣痰多者，加鲜竹沥、制胆南星；脾虚便溏加茯苓、山药、白术；肝肾不足加枸杞子、制何首乌。

【验案】李某，男，60岁。退休工人，1997年6月8日初诊。患者昨日生气后忽然发觉左腿活动不灵，不能站立，口向左歪，逐渐加重，患者既往有高血压病史，经常失眠，头痛头晕，耳鸣、心悸。检查所见：血压 180/90mmHg，神清合作，口眼㖞斜，右下肢阵发性痉挛，舌红苔黄而干，脉弦数。收入院治疗。经西医脑脊液检查诊为"脑血栓"形成。属中经络之阴虚阳亢型，用化痰息风，

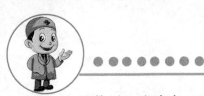

通络活血法治疗。6月12日服上方3剂后就诊,症状大见好转,头晕头痛亦有减轻,言语清楚,仍感下肢无力,血压170/90mmHg,脉滑数,苔黄腻。前方加胆南星13g,茯苓16g,陈皮13g。服7剂后,能下地活动,口不歪斜,后又继续辨证治疗半个月痊愈出院。

【按语】如果患者病情较重,脑梗死范围较大,水肿明显,适当应用20%甘露醇等脱水药,并予西药抗感染,稳定血压,对症支持疗法,做好护理工作,常规应用西药扩血管,应用脑循环抗凝血药;复方丹参注射液、蝮蛇抗栓静脉滴注不少于2周,潘生丁、维脑路通、阿司匹林等口服3个月。

☯ 木香通栓灵汤（李建伟）

【组成】槟榔、黄芪各28g,木香、丹参各18g,桃仁、川芎、当归各16g,红花、地龙、天麻各13g,蜈蚣、僵蚕各6g。

【用法】每日1剂,水煎服,每日分3次,分早、中、晚服。6天为1个疗程,停药休息2天。同时用西医治疗,早期密切观察血压变化,保护脑功能,降低颅内压,用20%甘露醇250ml,快速静脉滴注,每日3次;呋噻米40mg,每日2次静脉注射;能量合剂加门冬氨酸钾镁30ml,静脉滴注,每日1次。

【功效】适用于脑血栓形成。

【方解】方中重用益气活血,清热息风之品,辅以健脾利湿,养血通络之药,既能祛风化痰,又能宁心安神,使肝阳得平,内风息除,心神安守,诸证自解。

【加减】痰湿重加制半夏、川贝母、胆南星;流涎加白术;阴虚加生地黄、天冬、麦冬;阳亢加石决明、水牛角;血瘀重加三棱、莪术;血压高头痛加夏枯草、谷精草、菊花;肢体屈伸不利者加伸筋草、乌梢蛇;上肢偏重者加桑枝、桂枝;下肢偏重加川牛膝、木瓜；语涩者加菖蒲、远志；口眼歪斜者加全蝎；大便秘结者加生大黄（后下）。

【验案】高某，男，81岁。农民，1996年12月22日来医院就诊。患者有高血压、高脂血症20余年，午饭前突然剧烈头痛，摔倒，呕吐，舌强语蹇，右半身麻木瘫软。家人送来本院就诊，症见头晕头痛，面色苍白，形体肥胖，语言謇涩，口角流涎，喉间痰鸣，口眼向左侧歪斜，右上肢不能抬举，不能屈指握拳，右下肢不能站立，大便干结5天未行，舌质淡红胖嫩边有瘀斑，苔白腻燥黄，脉弦细滑。血压140/95mmHg，颅脑CT显示左侧脑部有低密度梗死病灶而确诊为脑血栓形成，中医诊为中风。证属气阴两亏，痰瘀阻络，治则养阴益气，搜风化痰，通络活血，通栓灵汤加鲜竹沥、制南星、制何首乌各13g，瓜蒌仁16g。复方丹参注射液、蝮蛇抗栓酶常规静脉滴注，口服双嘧达莫、阿司匹林。5天后头晕头痛转好，流涎和痰减少，右上肢已能抬举，右下肢能站立和搀扶行走，治疗3周后右侧上下肢活动基本自如，停用西药，通栓灵汤稍事化裁连服5个月，诸症若失，基本痊愈。

【按语】脑血栓形成属于缺血性脑卒中，临床中以气虚血瘀者均为多见。中医治之不外补气血、益肝补肾、平阴升阳、化风痰、活瘀行血、通经络等诸法。

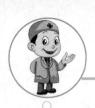

第十章
中风先兆

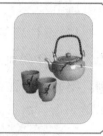

心脑血管病 传承老药方

🌀 清脑降压汤（姬云海方）

【组成】川芎 11g，草决明 28g，赤芍 13g，山楂 16g，丹参 16g，磁石（先煎）28g，菊花 11g，葛根 16g，地龙 13g，豨莶草 28g，川牛膝 16g，水蛭 6g。

【用法】水煎服，每日 1 剂，每日分 2 次服，早、晚各 1 次。

【功效】降压清脑，通络活血。适用于中风先兆症（小中风），症见头痛，头昏，眩晕，耳鸣，肢体麻木，手足逐渐不利，疲乏无力，舌质淡紫，舌下脉络瘀阻，脉弦细等。

【方解】清脑降压汤中草决明、菊花清肝脑之热；水蛭、赤芍、山楂、川芎、丹参化心脑之瘀；磁石平肝阳之亢；川牛膝补肝益肾之虚；地龙、豨莶草降压通络，且草决明和山楂可以降血脂，以软化血管。

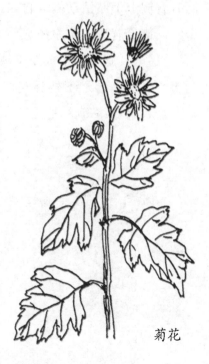

菊花

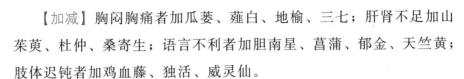

【加减】胸闷胸痛者加瓜蒌、薤白、地榆、三七；肝肾不足加山茱萸、杜仲、桑寄生；语言不利者加胆南星、菖蒲、郁金、天竺黄；肢体迟钝者加鸡血藤、独活、威灵仙。

【按语】清脑降压汤是中医大师临床总结出来的针对常见的中风先兆（俗小中风）的经验方。高血压是危害人民身体健康的病种之一，其形成有一个较长缓慢的发展过程，早期临床表现以头昏、眩晕、肢体麻木，血压升高或上下波动、血脂增高等为主要特征，早期预防和治疗对减少脑梗死的发生有十分重要的意义，因此，我们针对早期病机肝热血瘀拟定的清脑降压汤，应用于临床取得较满意的疗效。"高血压冠心病"是临床常见疾病，此方加上瓜蒌、薤白、三七等，也可以运用于既有高血压又有冠心病的患者。

☯ 清脑泄热汤（于冬梅方）

【组成】当归 16g，地龙 16g，水蛭 6g，川芎 11g，三七粉（冲服）3g，黄芪 28g，天麻 11g，枸杞子 16g，菊花 11g，泽泻 28g，茯苓 28g。

【用法】每日 1 剂，水煎服，每日分 2 次服。7 天为 1 个疗程。停用 1 天后，继续下 1 个疗程。

【功效】化浊涤痰，益气活血，滋补肝肾。适用于中风先兆。

【方解】清脑泄热汤以黄芪、地龙、水蛭活血益气；三七、当归、川芎活血祛瘀；天麻、枸杞子、菊花潜阳平肝，滋肝补肾以息风；泽泻、茯苓祛湿化浊。

清脑泄热汤方中黄芪有扩张血管，提高毛细血管功能及显著的强心作用；活血化瘀药有扩张血管，提高心脑供血及抗凝血作用，且能透过血脑屏障，对治疗急性缺血性脑血管病有肯定疗效。

【验案】张某，女，70 岁。患者血栓治疗后留有左侧肢体无力。

两年前出现头晕头痛，健忘失眠，思维偶然失控，多次经中西药物治疗效果不显而来求治。诊见健忘失眠，头晕而胀，性情烦躁，不思纳谷，大便维艰，面色无华，步履蹒跚，左侧肢体无力，舌苔厚腻，脉小数。此属年高痰瘀交困，脑失所养之候。亟拟祛瘀化痰，泄热清脑。药用上方 15 剂。每日 1 剂，水煎服。

第二诊：药后大便已畅，诸症悉减，精神较前为振，左侧肢体仍乏力，行动不便，脉小数，舌苔薄腻。上方去生大黄，加获苓丸 9g（包）。上方加减变化治疗 3 个月，失眠健忘已渐好转，思维清晰，继以上方出入调理，并嘱加强记忆功能锻炼。

☯ 丹参止风汤（马建华方）

【组成】丹参 16g，豨莶草 45～60g，制何首乌 11g，桑椹子 16g，当归、川芎、菊花各 13g，白蒺藜 16g，水蛭（研末吞服）1.0～1.5g。

【用法】每日 1 剂，水煎服，每日 2 次分服。28 天为 1 个疗程。

【功效】活血滋阴息风。适用于中风先兆。符合下列诊断标准：①年龄超过 43 岁，有心脏病、糖尿病史，或有家族中风、高血压、动脉硬化史，或素体阳旺体质者。②近期内无外界诱因，反复突发，一过性地出现以下征象者：在 24 小时内可自行恢复的偏瘫、偏盲或昏厥；唇周、舌体、单侧或双侧面肌或肢体出现麻木感；瞬时间的失语、健忘、失读，常在 1～2 秒内自行恢复；不同寻常的剧烈头痛，昏昏欲睡，恶心呕吐；步履不稳，晕眩，甚则突然跌倒；周身不定处肌肉抽跳。凡符合①项及②项中任何一项以上者，均诊断为中风先兆患者。

【方解】丹参止风汤中何首乌能加快血液新生，防止胆固醇在血内沉积，减少动脉粥样硬化；水蛭中的水蛭素能阻止凝血酶对纤维蛋白原的作用，降低和延缓血液的凝固，从而有抗凝血作用，并长

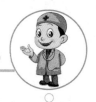

于降血脂。

【加减】面肌麻木加全蝎 3g，僵蚕 11g，蝉蜕 6g；舌强不语加菖蒲、郁金、延胡索各 11g；口角流涎加益智仁 2g，佩兰 13g；肌肉抽跳加白芍 28g，甘草 6g；脚软膝重加木瓜 13g，杜仲 16g；血压高加钩藤、夏枯草、决明子各 16g；血脂高加月见草 13g，生山楂 16g，泽泻 13g；上肢麻木加桑枝 13g，生山楂 16g，泽泻 13g，姜黄 13g；下肢麻木加地龙、怀牛膝各 11g。

滋阴补肾汤（王烨方）

【组成】山茱萸 11g，熟地黄 16g，山药 16g，泽泻 11g，茯苓 11g，牡丹皮 9g，枸杞子 11g，菊花 16g，山楂 28g，丹参 18g，天麻 16g，女贞子 16g。

【用法】每日 1 剂，水煎服，每日 2 次，每日分 3 次服。忌辛辣、油腻、烟酒等。

【功效】补肾滋阴。适用于中风先兆。症见头昏胀痛，头晕目眩，一侧肢体麻木，一过性肢体瘫软无力，面部麻木或如蚁行感、唇麻、短暂性舌强语塞，舌质红或有瘀点，脉弦细或滑或涩。

【方解】方中熟地黄、枸杞子、女贞子滋肾填精，为主药；辅以山药、丹参益气活血，补脾固精，山茱萸养肝涩精。又用菊花、牡丹皮清泻肾火，并防山药之滋腻；天麻、泽泻息风利湿；山楂活血化瘀。诸药合用，共奏滋补肝肾、活血益气之效。

【加减】头昏胀痛伴烦躁、口苦加栀子、芦根、石决明；一过性肢瘫加黄芪（用量宜大）、白术、地龙；兼有面部麻木或舌强者加僵蚕、钩藤；舌质暗红或有瘀点加桃仁、丹参、红花；伴有心悸、胸闷加枣仁、瓜蒌皮。临床主要症状消失后常服杞菊地黄丸。

【验案】赵某，女，58 岁，农民，1997 年 5 月 6 日来医院就诊。

患者反复发作头晕、呕吐恶心 6 年，每次发作 2～5 小时，每日发作 2～5 次，同时伴有左侧下肢麻木，右眼黑矇，发作时言语不清，严重时跌倒，视物模糊。曾在上海华山医院查过脑血管造影、CT、脑血流图、脑电图、脑 B 超、脑电阻图、心电图、血脂分析等，诊断为脑动脉硬化、短暂性脑缺血性发作，予以"西比林、阿司匹林、双嘧达莫、复方丹参、尼莫地平、脑复新、654－2"等药物效果不好，后求治于中医。用上方服 25 剂症状大减。仍用原方 15 剂，临床痊愈。因其自认为此方效果良好，又自购 15 剂服，后随访 5 年未复发。

滋阴开窍汤（王媛方）

【组成】当归 13g，黄芪 45～90g，赤芍 10～16g，川芎 10～16g，丹参 28g，桃仁 13g，红花 13g，地龙 10～16g，郁金 13g，水蛭 13g。

【用法】每日 1 剂，水煎服。每日分 3 次服，21 天为 1 个疗程。

【功效】活血补气。适用于中风先兆。符合下列条件者：①年龄在 48 岁以上。②有中风先兆主要症状，即一过性肢体麻木乏力，语言塞涩，活动不利，短暂性视物昏瞀，在 24 小时内恢复。③符合气虚血瘀临床表现，即气短乏力，活动后加重，面色少华，身倦自汗，头晕纳差，舌质暗红或淡紫或紫黯，舌有瘀点或瘀斑，舌下静脉瘀血，脉沉弱涩。

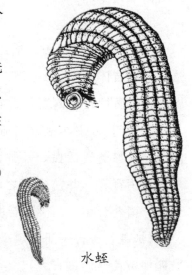

水蛭

【方解】方中黄芪、当归益气解郁，活血化瘀；川芎、红花、丹参疏肝理气，清热通络；桃仁、地龙行气活血，疏肝解郁；赤芍、郁金柔肝通络；水蛭清热泻火。诸药伍用共奏疏肝解郁、行气活血、清热利湿之功效，用于治疗中风先兆等的治疗。

【加减】临证常选用何首乌、白芍、枸杞子、石菖蒲、辛夷、桂枝等滋阴开窍，通络之品。

【验案】杨某，女，78 岁，退休工人。1998 年 9 月 6 日来医院就诊。有高血压病史 15 年，平素经常头晕头痛，近月余来 5 次发作，伴左侧下肢麻木，不能抬举，言语不利，行走无力，口角少有流涎。头晕头痛明显，约 20 分钟后逐渐恢复。刻下仍感头晕，言语清楚，行走如常，时感左下肢麻木，脉弦。测血压 180/110mmHg，平素间断服降血压药。月前查胆固醇 6.87mmol/L，三酰甘油 4.28mmol/L。CT 检查无异常发现；经颅多普勒 B 超检查显示频谱呈收缩峰时后移，大脑前动脉分支血流速快（痉挛），椎基底动脉血流速减慢。服补阳还五汤 5 剂后，头晕肢麻减轻。续服 45 剂后，头晕消失，偶尔有轻微肢麻，一过性脑缺血症未出现，9 月 10 日复查经颅多普勒 B 超显示大脑前动脉分支血流速已正常。旬前家属前来取药，诉症情稳定，眩晕未再出现。

【按语】短暂性脑缺血症中医俗称"小中风"，是指由脑血管病变引起的短暂性局部性功能缺损，是一种常见的脑血管病。其主要病理，为系脑部微小血管梗死引起。短暂性脑缺血频繁发生者，短期内发生脑梗死比例甚大。因此，积极治疗短暂性脑缺血对于预防中风发作有积极意义，是减少中风发生的重要环节。

☯ 玉竹山花汤（叶仕宏方）

【组成】红花 3g，山楂、赤芍、玉竹、路路通各 11g，地龙、当归各 13g，丹参 16g。

【用法】每日 1 剂，水煎服。每日分 2 次服。14 天为 1 个疗程。

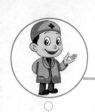

【功效】化瘀活血，通络祛风。适用于中风先兆。

【方解】山楂、红花化瘀活血；赤芍活血凉血；丹参、当归活血养血；路路通通络祛风；地龙咸寒祛瘀活血；玉竹养阴增液以补血。诸药合用，使脉络调和，筋脉得养而取效。

【加减】舌謇语言不利加蜈蚣 3g，白僵蚕 9g；反应迟钝和记忆减退加石菖蒲 13g；久病体虚加黄芪 28g；脾虚纳差加茯苓 16g；血压偏高加桑寄生 11g，天麻 13g；血压偏低加川芎、升麻各 13g；手足麻木加鸡血藤、牛大力各 38g。

【验案】杨某，女，58 岁，退休人员。2006 年 12 月 3 日来医院就诊。

患者近 5 个月来无明显诱因出现左下肢无力，后又逐渐出现左上肢无力，并伴有麻木感，头晕健忘，血压正常，头颅 CT 示：脑梗死。诊时症见：左侧肢体无力，左上肢麻木，舌质暗红，苔白腻，脉沉细略弦。医生检查示：左侧上下肢知觉减退，左下肢肌力 IV 级，双跟膝腱反射减弱，左霍夫曼征（＋），左巴彬斯基征（±）。诊为：中风（肝热血瘀型）。药用上方，每日 1 剂，水煎服。

服 15 剂后，左下肢力量较前明显好转，行走有力。唯站立较久后发软，偶于颠簸时感觉头痛。舌质暗红，苔薄白水滑，脉沉细。药已获效，治法不变。在前方基础上加黄芪 28g，僵蚕 13g，再服 15 剂，诸症消失。

祛痰降脂汤（王慧明方）

【组成】红花 5g，桃仁 5g，赤芍 6g，三棱 5g，莪术 5g，丹参 6g，山楂 6g，陈皮 5g，茯苓 6g，猪苓 6g，甘草 4g，黄芪 13g，胆南星 5g，天竺黄 6g，水蛭 3g，焦三仙各 6g，泽泻 6g，白芥子 2g，当归 6g，川芎 5g，桂枝 4g，生地黄 6g，川牛膝 6g。

【用法】水煎服或用袋泡制。泡袋为 8cm×5mm 无纺布制成，装生药 13g，在保温杯中开水浸泡半小时后饮用，3 次后更换，每日 3 袋。水煎前用水浸泡 1 小时，煎煮 30 分钟，煎 2 次兑匀，分 3 次服用，每日 1 剂。

【功效】预防中风，具有下列①②③④，其余具有 1~2 项者。①年龄在 43 岁以上，有高血压或中风家族史者，排除多脏器病变。②舌质色紫暗或青紫，舌下静脉瘀血。③舌苔厚腻或黄或白。④三酰甘油、血清胆固醇异常。⑤有一过性眩晕或一过性半身不遂（24小时内自然恢复）。⑥眩晕、头痛、头胀、站立不稳。⑦同一侧肢体麻木、无力或舌滞。⑧视物模糊，或有一过性黑矇现象。

【方解】中医认为引起中风先兆的因素以痰瘀交阻为主。祛痰降脂汤中桃仁、红花、赤芍、川芎、莪术、三棱、丹参、山楂化瘀活血；猪苓、茯苓、陈皮、胆南星、天竺黄、泽泻、半夏健脾化痰利湿；黄芪益气补中。全方共奏软坚化瘀、降脂祛痰、祛邪而不伤正之效。

【加减】偏痰湿者加白芥子 6g，橘红 6g；偏热者加黄芩 6g，栀子 5g。

☯ 益肾调肝汤（冯志丹方）

【组成】全当归 11g，生、熟地黄各 11g，赤、白芍各 9g，生龙骨（先煎）28g，生牡蛎（先煎）28g，制何首乌 11g，枸杞子 16g，石斛 11g，川牛膝 28g。

【用法】每日 1 剂，水煎服，每日分 3 次服。15 天为 1 个疗程。

【功效】清热化痰，益肾调肝，补气养血，活血化瘀。适用于震颤麻痹。

【方解】益肾调肝汤中生熟地黄、全当归、赤白芍、制何首乌、枸杞子滋肾补肝阴液而潜纳浮阳；生龙骨、生牡蛎、川牛膝息风平肝。诸药合用，风息而肢摇自停。

【加减】睡眠不酣或彻夜不眠加酸枣仁 18g，首乌藤 16g，珍珠母（先煎）28g；全身乏力，倦怠嗜卧加生黄芪 11g，太子参 16g；风火痰盛加天麻 13g，天竺黄 11g，胆南星 11g；脘腹胀满，纳谷不香加陈皮

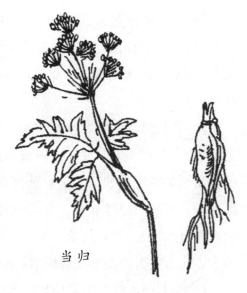

当归

11g，砂仁 13g，去生熟地黄、石斛。

【验案】贺某，女，78 岁。患者有高血压病史 20 余年、糖尿病史 8 年，长期服"复降片、D$_{860}$"等治疗。1995 年患脑梗死，经治疗后肢体功能大部分恢复。本次发病出现在休息时突感右侧肢体乏力，右手不能抬起，步履不稳。入院后 CT 检查提示两侧基底节放射冠区多发腔隙性脑梗死。查血糖 15.9mmol/L，胆固醇 8.79mmol/L，三酰甘油 6.12mmol/L。脑血管血流动力学示左侧流量减少，流速减慢，外周阻力、动态阻力增高。右侧肢体乏力，右上肢肌力Ⅲ级，右下肢肌力Ⅳ级。消谷善饥，头晕，舌暗红，苔薄腻，脉细弦。气阴本亏，肝肾不足，肝阳挟瘀浊上扰，清窍受蒙，脉络受阻。治拟平肝化瘀，清化湿热，疏通脉络。药用上方，同时用清开灵注射液 20ml 加入 10％葡萄糖液 300ml 静脉滴注，每日 1 次，连用 15 天。10 剂后头晕、消谷善饥减轻，上方加太子参 16g。2 周后症情日渐好转，肢体活动逐渐恢复。复查血糖为 7.1mmol/L，胆固醇 6.46mmol/L，三酰甘油 2.13mmol/L，脑血管血流动力学示左侧流量、流速基本达正常范围。

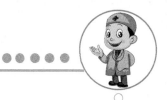

☯ 通窍活血汤（王银君方）

【组成】黄芪 28g，丹参 16g，川芎 11g，桃仁 13g，红花 13g，赤芍 11g，香附（后下）11g，当归 11g，地龙 9g，石菖蒲（后下）11g，茯苓 11g，甘草 13g，鸡血藤 28g。

【用法】水煎服，每日 1 剂。每剂 2 煎共 400ml，早、晚分服。有意识障碍及不能饮服者鼻饲给药。

【功效】活血通窍化瘀。适用于缺血性脑血管病。

【方解】方中黄芪、丹参活血化瘀，行气解郁；川芎、桃仁、当归行气通络；地龙、鸡血藤行气活血，疏肝解郁；红花清热泻火，其疏肝解郁之功更显著；赤芍、石菖蒲、香附清热祛瘀；甘草调和诸药。诸药伍用共奏活血化瘀之功效。

【加减】烦躁不安加生地黄 13g，麦冬 13g，首乌藤 16g，合欢皮 28g；舌蹇语涩加石斛 18g；阴虚风动用本方加减，烦躁甚者加玄参 16g，生地黄 18g，牡丹皮 11g；失眠用首乌藤 13g，酸枣仁 16g，远志 13g；目赤眩晕、头痛或伴肢体抽搐加夏枯草 18g，生石决明（先煎）28g，珍珠母（先煎）28g，羚羊角粉（冲服）0.6g；语謇或不语加胆南星 6g，远志 13g；舌苔略黄色淡者加全瓜蒌 16g，天竺黄 11g，郁金 13g，竹沥（分冲）40ml。偏瘫日久不愈加乌梢蛇 6g，蜈蚣（研末冲服）1 条；语蹇较甚加胆南星 6g，远志 13g；偏瘫以下肢为重加桑寄生 16g，续断 16g，牛膝 11g，肉苁蓉 16g。痰热腑实，风痰上扰证，先用星蒌承气汤加减，方药如下：全瓜蒌 18g，胆南星 6g，大黄（后下）13g，芒硝（冲化）5g，丹参 28g，赤芍 16g，鸡血藤 28g。水煎服，每日 1 剂。服用 1 或 2 剂，大便通畅，腑气通，痰浊减，再服丹芪活血汤。头晕重者加钩藤 16g，菊花 13g，天麻 13g，珍珠母 16g。

中风先兆

【验案】王某，女，72岁，工人。2001年1月10日，家人搀扶上楼，语迟面呆，右半身不遂3日，神志清晰，不能行站，眩晕，右臂串痛，无寒热急证，便秘，苔白厚腻，脉弦滑稍数。不渴不欲饮，纳呆，少精神。患者体弱，有高血压病史。患病后曾针灸治疗未效，来求诊。辨证：瘦人多火，每日操劳，平素急躁，年高体迈，精气渐衰，先天之阴不足，虚火妄动。升降失调，腑气不畅，为致厥之机，厥则风动，经络痹阻，为痰、热、湿邪于清窍。所以先拟活血汤加减，通腑化痰，再议通络。用治上方。

另处，牛黄清心丸2丸，分吞。

第二诊（1月14日）：服前药便得通利。3日来，每日大便1次，精神舒畅，肢体活动略有力，此病机未再加重。语言尚困难，语言不清，脉弦劲有力，苔腻稍轻，仍依痰、火、湿为治。

另处牛黄清心丸10丸，日服1丸。

第三诊（1月21日）：家属代诉：患者药后病情平稳，右下肢有动意，右手指能轻活动。仍依前方，服6剂，并嘱自动加强锻炼。

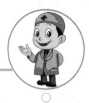

第十一章
中 风

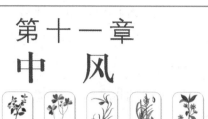 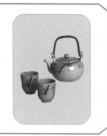

☯ 祛风化痰汤（邢玉晶方）

【组成】赤芍、防风、当归、川芎、地龙、红花、石菖蒲、远志各 13g，生黄芪 18g，络石藤 16g，胆南星 8g，全蝎 5g。

【用法】水煎服，每日 1 剂，每日分 3 次服。30 天为 1 个疗程。

【功效】祛风化痰，益气活血。用于中风引起的半身不遂，肢痿不用，口角流涎，口舌歪斜，言语蹇涩，舌淡暗、苔薄白，脉虚弱，证属气虚血滞，痰瘀阻络者。

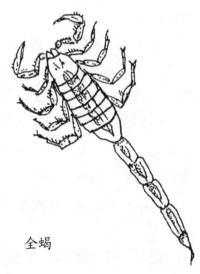

全蝎

【方解】祛风化痰汤为王清任黄芪赤风汤合补阳还五汤化裁而成。方中重用生黄芪，大补元气，使气旺血行，祛瘀而不伤正，为方中君药；气虚而致血瘀，风痰留阻经络，形成本虚标实。所以辅以赤芍、当归、川芎、红花以和营化瘀活血，全蝎、胆南星以祛除风痰；石菖蒲、远志辛烈芳香，则为化痰开窍之上品，且川芎为血中之气药，走而不守，上行头顶，能使祛瘀化

197

痰，诸药直达病所；地龙、防风、络石藤以通络祛风行滞，以利于恢复上下肢体之功能。全方补气化瘀，通络祛痰，清脑活肢，其风乃愈，故名曰复脑愈风汤。

【加减】病肢水肿加薏苡仁、西瓜皮、连皮茯苓、防己；若口眼歪斜加僵蚕、白附子、羌活；血压偏高者减黄芪量，再加钩藤、菊花、珍珠母；肢体强痉屈伸不利者加木瓜、枸杞子、白芍、桑枝；下肢瘫软无力者加牛膝、骨碎补、狗脊、续断；病情偏寒者加桂枝；有阴伤者酌加玉竹、生地黄、白薇。

【验案】李某，女，58岁，农民，1992年10月13日初诊。素有高血压病史10余年。发现右侧肢体活动障碍51天，曾在当地医院CT检查；脑出血吸收甚少，不除外脑梗死。虽经用"肌苷、甘露醇、脑活素及曲克芦丁"等药物治疗，效果不佳，特求诊中医。症见偏瘫步态，口角左歪，右侧鼻唇沟变浅，右侧肢体无力及走路足趾擦地。右半身麻木，活动不灵，言语蹇涩，头晕不适，二便尚调，舌淡暗、苔薄腻，脉细涩。证属气虚血瘀，风痰阻络之候，自拟祛风化痰汤加减，以益气活血，化痰祛风。处方：生黄芪16g，赤芍、防风、钩藤、石菖蒲、远志、红花、羌活、荷叶各13g，胆南星8g，全蝎、炙甘草各5g。连服12剂药后，头晕、右半身麻木无力明显减轻，口眼歪斜好转，纳食、睡眠均有改善，舌苔转薄，原方去钩藤、远志、荷叶，加川芎、地龙、桑枝各13g，又投药45余剂，肢体活动基本正常，步履平稳，言语较前清晰，而自主出院。

☯ 消瘀止血汤（刘宏方）

【组成】白茅根、藕节各28g，三七粉（冲服）、川贝母粉（冲服）各13g。

【用法】水煎服，每日1剂，每日分3次服。

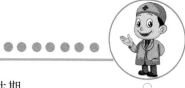

【功效】止血消瘀，利水降脑压。用于中风急性期。

【方解】消瘀止血汤中三七化瘀止血，化死血、消瘀血，不伤新血，具有止血与化瘀活血双重调理作用，对缺血性中风、出血性中风均可用；川贝母清热化痰，可除痰瘀所化之热痰、瘀热，痰消则可增强脑循环，降低颅内压；白茅根具双重作用，既可利尿减少颅内压，又可止血、消瘀血。藕节为化瘀止血之良药。全方化瘀止血，止血无凝血之碍，化瘀无动血之嫌，利水而不伤阴，适用于各种缺血性、出血性中风。

【加减】中脏腑见神昏，加开窍药如青葙子、草决明、夏枯草、通草、菊花、僵蚕、钩藤等。中脏腑兼见脱证，可加入附片、干姜以固脱；元气暴脱应加入人参、当归；清醒之后，可适当加入破血逐瘀之品，如姜黄、水蛭、鸡血藤、牡丹皮、桃仁、血竭、琥珀等。其中，琥珀活血消瘀力量较强，是化瘀除血块的好药。

【验案】李某，女，68岁，急性脑梗死（大面积）入院，患者意识模糊，双瞳结膜水肿。面色红，喉痰鸣，舌尖红，苔黄厚腻，大便干结，小便正常。左侧偏瘫，软绵无力。此为中风急性期，痰瘀夹肝风化火。当消瘀涤痰，泻火清肝。予三七粉、川贝母粉各13g冲服，藕节、白茅根各28g，草决明、夏枯草、竹茹、天竺黄各16g，酒大黄13g后下，煎服。服上方3剂后，患者意识转清醒，大便通畅，球结膜水肿消失，喉间痰鸣减少。该方以消瘀止血汤为主方，加竹茹、天竺黄增强化痰之力，草决明、夏枯草增开窍之功，并以酒大黄活血通腑。该患者以后经调理恢复较好。

【按语】中医根据中风急性期以临床表现之病情轻重，传统上分为中经络和中脏腑。前者突发口舌歪斜，半身不遂，言语謇涩或偏身麻木；后者则兼见神昏与半身不遂。无论中经络或中脏腑，按病因而论，则不外缺血性中风和出血性中风两类，均应以止血消瘀、利水降脑压为治疗大法。

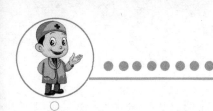

☯ 化瘀涤痰汤（刘翠萍方）

【组成】制天南星、制白附子（另包先煎半小时）各13g，制川乌（另包先煎2小时）13g，木香、桃仁、红花、姜黄各13g，生姜16g，酒大黄（后下）6g。

【用法】水煎服，每日1剂。制川乌以开水先煎2小时，制天南星、白附子亦应先煎半小时。至不麻口为度。

【功效】化瘀涤痰通络。用于中风功能恢复期。

【方解】中医认为，中风后功能恢复期的主要病理基础是痰瘀阻络。应以化瘀涤痰通络为治疗大法。中医"病痰饮者当以温药和之"，制川乌大辛大热，温痰化饮，调理津气；制天南星解痉祛痰，尤其对中风患者假性球麻痹吞咽困难、喉间痰鸣可重用，旨在缓解挛急，涤除痰涎；白附子平肝涤痰解痉，可加强制天南星作用；木香和胃行气；桃仁、红花、姜黄活血化瘀；生姜制约川乌、天南星毒性；酒大黄反佐制约川乌、制天南星燥性，又通便活血。

【加减】气虚者，加人参或党参。病左者，多加血分药，如当归尾、赤芍、丹参、生地黄、川芎；病右者，多加气分药，如黄芪、党参、白术等。痰郁化热，可加天竺黄、郁金、昆布、天花粉之类，天花粉稀释痰液，使之易于咳出，亦可加茯苓使痰湿从小便而出。还可加通筋活络之品，如伸筋草、丝瓜络、舒筋草等。

【验案】张某，女，65岁，患得左侧脑出血血肿清除术后，入院时，病程已1个月。神清，痰多，右侧肢体瘫痪，肌张力较高，左侧中枢性面瘫，语言蹇涩，口角流涎，吞咽困难，假性球麻痹，大便多日未解，曾在院外用过诸多通便药无效。舌暗红，苔白厚腻。脉沉弦缓。予化瘀涤痰汤：制川乌（另包先煎2小时）13g，制天南星、制白附子（另包先煎半小时）各13g，桃仁、木香、红花、姜黄、炒白术、郁金、地龙、僵蚕、天竺黄各 13g，潞党参 28g，酒大黄（后下）13g。煎服。服药 1 剂，大便即解出。服药 5 剂，大便正常，每日一行。服药 20 天，配合针灸治疗。右上肢肌力恢复到Ⅲ级，右下肢肌力恢复到Ⅲ～Ⅳ级，吞咽困难、言语蹇涩均有明显好转。继以上方出入。配合针灸治疗 2 个月后，右上肢肌力Ⅳ级，右下肢肌力恢复正常出院。该方加地龙、僵蚕以增强化瘀涤痰汤通络之力。另加潞党参、天竺黄益气化瘀，整张处方不离涤痰通络之大法。

☯ 散瘀降脂汤（许永利方）

【组成】当归 13g，炙黄芪 28g，赤芍 13g，桃仁 13g，红花 6g，地龙 13g，丹参 16g，川芎 13g，鸡血藤 28g，桑寄生 16g，川牛膝 16g，路路通 18g，生山楂 16g。

【用法】水煎服，每日 1 剂。每日 3 次温服。

【功效】活血补气，通络益肾。用于气虚血瘀、肾亏络阻之中风。症见半身偏瘫，肢体麻木，患肢无力，或腰膝酸软，口角流涎，耳鸣，舌质紫暗，舌下静脉曲张，脉沉细。

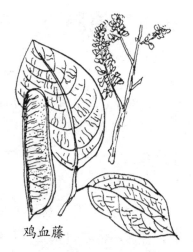

鸡血藤

【方解】散瘀降脂汤在王清任补阳还五汤上加减而成。王清任倡气虚血瘀理论，创制补阳还五汤，为后世治疗气虚血瘀之证如偏瘫、中风、痿证等奠定了基础。此方临床上应用的确有较好的疗效。原方黄芪用量过重，其他地龙、桃仁、红花、当归、赤芍又过轻，临床用黄芪（四两）118g 者不多，故宜宗其法而变通其方，以适应中风疑难病证，尤其是气虚血瘀络阻之中风。方中黄芪原用生，今用炙，其补力益大，初用28g可矣，久用力不足者可逐渐加重至60～90g，用以补气，使气旺以促血行；鸡血藤、当归补血，与黄芪相配，其有祛瘀不伤血之功。桃仁、红花、川芎、当归、丹参祛瘀活血，地龙、路路通通络；桑寄生、川牛膝肝肾补益，生山楂消食降脂散瘀。全方配合可补气活血，通络益肾，对中风中经络者用之疗效较好，中风恢复期、后遗症期用之亦佳。

【加减】肢体麻木者加豨莶草；手足发凉者加桂枝、生姜；抽动者加全蝎、蜈蚣、冬虫夏草、桑叶；头颈麻木或疼痛者加天麻、桑叶、葛根；大便干燥者加肉苁蓉。

☯ 清热通腑方（孙全义方）

【组成】玄参、麦冬、菊花各18g，半夏、胆南星、橘红、石菖蒲、郁金、黄芩、蒺藜各16g，川黄连13g，大黄15～23g，生地黄23g。

【用法】水煎服。每日1剂，每日分3次服。醒脑开窍，用安宫牛黄丸、清心丸、至宝丹之类。针灸刺人中、水沟、十宣等穴以清神志。

【功效】清热化痰，通腑泄浊。中风入脏腑（脑出血）猝然昏倒，神志不清，口眼歪斜，颜面潮红，痰声拽锯，牙关紧闭，偏瘫，鼻息鼾声，小便赤涩，大便不通，两拳紧握，体温高，舌苔黄腻，舌绛干，脉弦滑或弦数有力，瞳孔定平涩，对光反射消失，胸部烦热，呼吸气粗，时去衣被，血压高。辨为痰热壅闭清窍，腑实不通。

【方解】清热通腑方为清热化痰通腑之剂，治疗中风属于痰热内壅之闭证。方中半夏、胆南星、橘红化痰，黄芩、川黄连清热，菖蒲、郁金开窍，生地黄、玄参、麦冬清热滋阴，大黄通腑泄热。

【加减】大便闭结不通加芒硝（冲）16g；四肢抽搐，加全蝎5g，

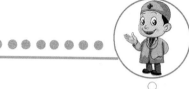

蜈蚣1条。

【按语】中医据临床观察，此病很多人大便不通，甚至有七八日不下者，症见神志昏迷不醒，全身蒸蒸发热，脉象弦持有力，舌红绛苔黄燥。服此方后通利大便，下燥屎后，神志亦渐好转。

中医《金匮要略》泻心汤用大黄治吐血，《神农本草经》谓其治下瘀血血闭，皆因其有开瘀泄热之作用，血因热迫则妄行吐衄，大黄泄热则血止。笔者用大黄治疗胃出血之属于热者，常常取效，脑出血的病机，乃血因热迫而外溢，所谓"热伤阳络"，用大黄协同其他药泄热，清热止血，与泻心汤治吐血意义相同。如见血止血，用止血药治疗则为舍本求末，反不能取效。

至宝丹、安宫牛黄丸、清心丸之类为开窍凉心剂，除用于邪热温病内陷心包的热闭之外，亦治中风之热闭，但用量小则杯水车薪不能取效，可采取每次2～3丸鼻饲，4小时1次，大剂量连续用药，使其能胜病方效。

☯ 开窍豁痰方（孙艳萍方）

【组成】陈皮16g，清半夏18g，茯苓18g，甘草13g，枳实16g，竹茹16g，菖蒲16g，胆南星16g，郁金16g。

【用法】水煎服。每日1剂，每日分3次服。另，辛温开窍豁痰，用苏合香丸。

【功效】开窍豁痰。用于寒痰壅闭之阴闭。

【方解】开窍豁痰方即导痰汤加味，为豁痰开窍之剂，窍开痰除则神志苏醒。寒痰壅闭，不可用寒凉开窍之药，必须用辛温开窍剂。苏合香丸方中苏合香油、麝香、龙脑、檀香、木香、沉香皆芳香醒脑开窍之剂。适用于寒痰壅闭之阴闭，但用量小则药力不逮，2.5g重丸药，每次可服3～4丸，4小时1次，采取连续用药法，以清醒

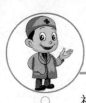

神志为止。

【按语】本病阴闭用温开豁痰后，患者神志清醒，常出现舌咽燥口干，四肢由凉转热，由阴转阳，病有向愈转机，此时宜停服温药，防止伤阴。本方在于痰湿蒙闭心包，因未化热，故防止寒凝之药，与痰热壅闭者，化痰则同，除湿清热则异。中医"脾脉络胃，夹咽，连舌本，散舌下。心之别脉系舌之本"。风痰中于二经，壅塞经络，则舌强不得语。本方除风痰，开窍活络治舌强难言颇效。

朱丹溪认为，根据痰湿为中风致病因素，在治疗中风多主张豁痰。中医学所论之痰，有广义，狭义的不同。中医狭义之痰多系呼吸疾病；广义之痰，如风痰、痰湿、痰火、顽痰、痰核等，如"痰中"即为中风类型之一，痰湿头痛、痰火痉、痰火眩晕等，多包括脑动脉硬化症。痰积心痛则与冠状动脉供血不全，心血管硬化，心肌梗死等十分有关。此外也有一部分痰症与内分泌系统疾病和脂代谢紊乱有关，所以用祛痰类物治疗冠心病和中风等，常收效满意。痰湿和痰浊阻滞则脉络不通，通过通络祛痰则窍络通。笔者用温胆汤治脑血管硬化之眩晕、冠心病、心绞痛辨证属痰湿阻络者皆效。古方青州白丸子、三生饮治卒中痰迷皆是此意。苏合香丸治中风阴闭，又治冠心病心绞痛亦是豁痰开窍通络的作用，与化痰活血有殊途同归之效。

☯ 半身不遂汤（李翔方）

【组成】当归、白芍、生地黄各16g，黄芪28g，桃仁、川芎、牡丹皮、桂枝、茯苓各13g。

【用法】水煎服，每日1剂，每日分3次温服。

【功效】逐瘀通络，益气活血。症见半身不遂，语言塞涩，口眼歪斜，口角流涎，脉迟缓或浮弱，舌苔薄白。

【方解】上述临床表现，均属中医"中风"的范畴，古今皆称重证，对其发病原因历代争论较大。唐宋以前侧重于外风，多从外风立论；从金、元起侧重于内风，多从内风立论。如刘河间"心火暴甚"；李东垣"正气自虚"；朱丹溪"湿痰生热"，张景岳"内伤积损"；尤在泾则进一步主张："无论贼风邪气，从外来者，必先有肝风为之内应。"从内外二因立论，这与《内经》所说的"邪之所凑，其

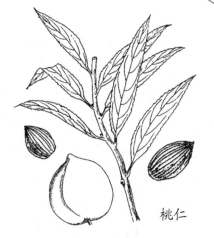

桃仁

气必虚"的理论是一致的；王清任则认为中风"实因气亏"。当然，中风并非只因气亏，治疗时还必须活血化瘀。

半身不遂汤是从仲景之桂枝茯苓丸和清任之补阳还五汤二方化裁而成。根据气为血帅，气行血随的理论，以黄芪为君，重在补气；配桂枝、桃仁、川芎、牡丹皮为臣，以通脉活血；用生地黄、当归、白芍、茯苓为佐使，以安正养血，使瘀去而不伤正，活血而无耗血之虑，共奏活血益气之效。

【加减】头昏者加菊花、蔓荆子；失眠者加酸枣仁、女贞子、旱莲草；语言不利较甚者加胆南星、石菖蒲；气血亏虚者加党参、白芍、丹参；神志不清者加石菖蒲、合欢皮、远志；口眼歪斜较甚者加全蝎、蜈蚣；血压偏高者可倍用黄芪，再加入龙骨、牡蛎、磁石、珍珠母之属以重镇息风。

【按语】半身不遂汤功擅活血益气，对中风后遗症属气虚者有良效，中风初期实证者不宜之。

☯ 益气养荣汤（李静方）

【组成】鸡血藤 16g，黄芪、丹参、黄精、玄参各 11g，海

藻 13g。

【用法】水煎服，每日1剂，每日2次。早、晚各1次。

【功效】活血通络，益气养荣，化痰软坚。适用于中风后遗症。症见肢体偏瘫、言语不清、屈伸不利。

【方解】益气养荣汤中黄芪，性甘微温，补气升阳，利水固表；能治气虚血滞不行之周身痹痛，四肢麻木，半身不遂；脾虚之气短，食少便溏，乏力倦怠；肺虚自汗等症。丹参，性味苦微寒，调经活血，凉血安神；能治妇女痛经、月经不调、经闭，血瘀痹痛，四肢不利，心胸疼痛，烦躁热病，心悸失眠等症。黄精，性味甘平，滋肾润肺，补脾益气；能治肺燥阴虚之干咳少痰；肾虚精亏之头晕目眩，腰膝酸软；脾虚之乏力，食欲缺乏等症。玄参，性味苦甘咸寒，清热凉血，滋阴解毒；能治热毒内盛之口干烦躁，咽喉肿痛，津伤便秘等症。鸡血藤，性味甘苦温，补血行血，活络舒筋；能治风湿痹痛，四肢麻木，瘫痪等症。海藻，性味咸寒，消痰软坚，消肿利水；能治痰浊阻络所致的肢体麻木不仁，活动不利以及瘿瘤、瘰疬症。诸药合用，共奏养血益气、通络活血之功。

【按语】脾胃虚寒，腹部冷痛，食少便溏者慎用。

☯ 润肠通便方（李凤连方）

【组成】川芎、红花各6g，当归、桃仁、竹沥、半夏、胆南星各9g，豨莶草18g，伸筋草16g。

【用法】将药加水500ml，水煎取汁300ml，每日1剂，每日分3次服。

【功效】化瘀活血，通络。适用于中风（中脏腑）。症见口舌歪斜、半身不遂、舌强言蹇或不语、神志恍惚、咳嗽痰多、甚至昏迷。常用于现代医学的急性脑血管病急性期及恢复期。

【方解】润肠通便方中当归，性味辛甘温，功能活血补血，通便润肠；既能通络活血而治各种瘀血闭阻症如腹痛头痛，胸胁疼痛，包块增生等，又能补血养血而治血虚或血虚而兼有瘀滞，寒凝的肢麻不遂，还治风湿痹阻，关节肿痛不利。现代用治血栓闭塞性脉管炎、冠心病、脑血管病恢复期具有一定疗效。桃仁，性味苦甘平，功能祛瘀活血，通便润肠；用于多种血瘀症。竹沥，性味甘微寒，清热化痰，止呕除烦；配合行气活血药能治痰热互结，上蒙清窍，壅滞经脉，气血不通所致中风病，半身不遂，口舌歪斜，舌强言謇或不语，恍惚神志，甚至昏迷，咳嗽痰多。半夏，性味辛温，有毒，功能利湿化痰；能治湿痰、寒痰症。胆南星，性味苦微辛凉，清热化痰，定惊息风；能治中风，癫痫，惊风，眩晕头风，喘咳痰火等证。川芎，性味辛温，行气活血，祛风止痛，为"血中气药"，既能"下调经水，中开郁结"，又能"上行头目"；善治头痛，无论寒、热、湿、虚、瘀。现代用治急性缺血性中风、肢体疼痛麻木、血管性头痛、三叉神经痛、坐骨神经痛、末梢神经炎等具有确切疗效。红花，性味辛温。功能通经活血，止痛祛瘀，通畅血脉；治疗脑血栓及血栓闭塞性脉管炎、冠心病有一定疗效。豨莶草，性味苦辛寒，祛风湿，活络通经，解毒清热；能治风湿痹证之骨节疼痛，四肢麻木，脚弱无力，现代研究其具有一定降压作用，可用于高血压病。伸筋草，性味苦辛温，祛风湿，活络舒筋；能治风湿痹痛之四肢关节酸痛，伸屈不利，皮肤不仁等。

【按语】用药提示：①川芎，凡阴虚火旺，多汗，或月经过多者，应慎用。②红花化瘀，孕妇忌服，有出血倾向者不宜多用。③半夏，反乌头，其性温燥，一般而言阴虚燥咳、血证、热痰、燥痰应慎用，但经过配伍有热痰之证亦可用之。

☯ 补肾强筋方（李金红方）

【组成】木耳、桃仁、蜂蜜各28g。

【用法】将木耳用开水泡软，与桃仁、蜂蜜共捣为泥，蒸熟食之。

【功效】通络活血，益阴，补肝肾。适用于风中经络。症见肢体麻木疼痛、活动不灵。常用于现代医学的脑血管病后遗症。

【方解】补肾强筋方中木耳，性味甘平微咸，滋阴养血，强筋补肾；既治肝肾不足，筋脉失养之腰膝酸软，四肢麻木，又治风寒湿痹，肢体麻木。桃仁，性味苦甘平，功能祛瘀活血，通便润肠；用于多种血瘀症，如肝肾阴虚致瘀血阻滞的肢体麻木，关节肿痛，活动不灵等。蜂蜜，性味甘微温，养阴生津，健脾和胃，滑肠润燥。三者合用，共达补肝肾，通络活血，生津养阴。

【按语】用方提示：①孕妇禁用此方。②桃仁，宜捣碎入煎，便溏者不宜使用。有毒，不可过量，否则可出现目眩、头痛、心悸，甚至呼吸衰竭而死亡。

☯ 清热化瘀汤（李影亮方）

【组成】黛蛤粉 28g，生石决明 28g，旋覆花 9g，代赭石 9g，桑寄生 28g，威灵仙 13g，地龙 13g，生穿山甲（代）9g，僵蚕 9g，豨莶草 11g，竹茹 11g，鸡血藤 18g，知母 9g，黄柏 9g，土鳖虫 3g，全蝎 3g。

【用法】水煎服，每日 1 剂，每日服 3 次。

【功效】平肝豁痰，通络活血。用于中风中经络之实证。

【方解】患者有高血压史，平时

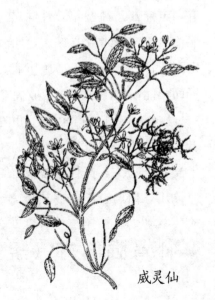

威灵仙

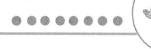

健壮，或湿痰亦盛，适值肝热风动，或因肝郁积热，灼津成痰，阻塞络道，乃致口眼歪斜、半身不遂、言语蹇涩、脉象弦滑而数。对此是经络实证，宜豁痰平肝，活血通络，常用活血通络汤治疗。清热化瘀汤中桑寄生、威灵仙、豨莶草皆为疏通经络之品。鸡血藤活血通络，加入穿山甲（代）、地龙、土鳖虫等通络活血之力更强。石决明镇肝息风。旋覆花、代赭石平肝降逆。竹茹、黛蛤粉化痰清热。知母、黄柏滋水泻火。全蝎、僵蚕专息肝风而治口眼歪斜。如再加羚羊角粉（代）、牛黄清心丸、活络丹等效果更好。此方活血之味较多，古人虽有治风先治血、血行风自灭之说，其实通络活血，使血栓疏散，血脉流通无阻，偏瘫自能痊愈。

【加减】脉数大有力加生石膏28g，龙胆草9g，栀子9g；头重脚轻加白蒺藜13g，钩藤（后下）11g，杭菊花9g，龙胆草9g，牛膝9g，羚羊角粉（代）（冲服）0.6g；湿痰盛加清半夏9g，广皮6g，茯苓11g；言语不利加羚羊角粉（代）1g，九节菖蒲9g，天竺黄9g，川郁金9g；如不语或兼饮水即呛者，为会厌麻痹，除加上羚羊角粉（代）、菖蒲、竺黄、川郁四味外，再加天麻3g，白附子3g。

【验案】王某，女，42岁。2000年12月22日初诊，由人抬来。家人代诉：患者于半个月前突然跌倒后，即口眼歪斜，右半侧肢体痿软不能动，小便失禁，言语不清。经县医院救治6天，不但无效，反增咽肿气促，口角流涎，不能发声，渐至不进饮食，势濒危急。刻诊：患者右半身不遂，体质瘦弱，面色青黯，咽肿痛，口角流涎，气促痰壅，大便数日一次，舌边绛尖赤，苔黄腻，脉沉微，右更甚，双尺虚细。证属中风虚证夹少阴虚火上拂所致。治当先以治标为急务。用上方15剂，每日1剂，水煎服。服20剂，咽阻稍利，流涎减少，舌苔已退，且能略进流质饮食，脉转和软，但重按无力，大便仍未行。治遵前法。六神丸每服20粒。服6剂后，舌淡红，脉仍无力，咽不肿痛，已能发声，大便已行。少阴浮火已清。治当增液通络，固本扶正。予补阳还五汤去川芎，加熟地黄、肉苁蓉各 28g，全蝎、土鳖虫各 9g。服 3 剂后，患者言语如常，食欲增强，并能挟杖行走。再进上方 6 剂，病遂告愈。

【按语】笔者用此方为主加减治疗风中经络之气虚血瘀型患者近千人，发病在 3 个月内者，均取得较好疗效。以此方为基础加减，制成"通脉舒络液"，已广泛用于住院患者的治疗。并获国家中医药管理局科技成果乙等奖。临床体会，早期应用，坚持应用，效果较好，一般在发病后 3 个月以内，最迟不超过半年者，用后效果最佳。对 1 年以上者，则只能改善部分症状。另须要坚持用药 1～3 个月，不要间断，它起效较缓，不可图速效而朝令夕改。在中风后遗症康复时，根据本方原则，辨证加减，亦取得良好效果。

宣通经络汤（杨兆义方）

【组成】桑寄生 28g，黄芪、党参、鸡血藤各 18～28g，威灵仙 13g，豨莶草 11g，当归 9g，白术 9g，地龙 9g，僵蚕 9g，熟地黄 11g，杭白芍 11g，全蝎 3g，白附子 2g。

【用法】水煎服，每日 1 剂，每日分 3 次服。

【功效】活血益气，宣通经络。用于中风中经络之虚证。

【方解】患者体质素弱，血虚不能养筋，气血不足，则筋缓纵；气虚则四肢乏力，肌肉松弛，故亦能导致半身不遂、四肢麻木等症。脉象弦软无力濡滑。临床遇此中经络虚证患者，常用宣通经络汤治疗。此方有补气养血、经络宣通的作用。中医有气为血之帅，血为气之母，也就是说血为气的物质基础，气为血的循行动力。气为阳主动，血为阴主静。血必须由气的推动才能循环不息，营养全身，然又必须有脾的健运，肝的条达疏泄，这样才能维持身体其正常的生理功能。若患者体质素弱，气血弱，必大补气血方能收功。本方

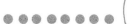

黄芪、党参、白术补气以健脾；当归、杭白芍、熟地黄养血以柔肝，再配以通络活血之品，俾正气充足，循环旺盛，自易恢复。

【加减】精神倦怠，加白人参（或西洋参）9g，鹿角胶（烊化）9g，何首乌11g；湿痰盛，加清半夏9g，广皮6g，茯苓11g；言语不利或声音低微，加九节菖蒲、巴戟天及山茱萸各13g，远志6g，天麻3g，麦冬13g，五味子5g；头晕，加生海蛤28g，白蒺藜13g，菊花9g，何首乌13g，或加桑麻丸（布包同煎）28g，或加鹿角9g烊化；腰腿无力，加川续断11g，狗脊11g，枸杞子11g，虎骨（代）（研细冲服）1g；口干，加石斛28g，麦冬11g；大便干燥，加肉苁蓉28g，或加郁李仁9g，桃仁9g。

【验案】李某，76岁，农民。1999年5月13日来医院就诊。患者卒中偏瘫已历半年，经医院CT等检查诊为脑出血后遗症，多次住院治疗，症情依然，经康复科转来中医治疗。刻诊：神志清醒，言语闭涩，口眼歪斜，喉间痰声漉漉，左侧肢体偏枯痿软，活动不仁，左手不能抬举，时抽搐，左下肢无力，不能步履，时易激动，纳食尚可，二便尚通调，夜寐尚安，化验检查示血糖偏高，舌红苔厚黄腻，脉弦细。此中风后遗之症，血瘀气虚，经脉阻闭，运行气血不畅之候。治从活血益气，宣通经络，用上药10剂治之，每日1剂，煎2煎混合，分2次饮用。二诊：言语蹇涩之象减解，较前清晰，痰已渐化，左手已能抬举过头，易激动，偶有抽搐，在家人扶持下可以行走50米，舌苔厚腻已化，脉来弦细，前方有效，略加减治之。每半个月转方1次，连续治疗3个月复诊。三诊：言语通畅，对答如流，左手活动自如，并能持物，下肢麻木已除，步履有力，能自行缓慢行走一公里以上，生活完全能够自理。

【按语】对于中风的治疗，古人多以祛外风之品为主，如秦艽、羌独活、防风、荆芥、麻黄、桂枝等，而笔者师则以通络活血祛痰为主，不用祛外风之品。中经络，从现代医学看，病变主要为血管壁硬化，逐渐变窄，加之血栓堵塞，血液瘀滞，脑小动脉血行受阻而致病，治疗以扩张血管和抗凝血为主，从这个角度看，祛风药根本不起作用，而活血通络、祛痰化湿，可使血脉流通，条达经络。

☯ 清热镇肝汤（余敏方）

【组成】生石决明 28g，生石膏 28g，黛蛤粉 28g，龙胆草 19g，栀子 9g，天竺黄 9g，九节菖蒲 9g，旋覆花 9g，代赭石 9g，知母 9g，黄柏 9g，牛膝 9g，川郁金 9g，竹茹 11g，滑石 11g，磁石 11g，安宫牛黄丸（吞服）1 粒、羚羊角粉 0.6g，犀角粉（如无犀角粉用广角代）0.6g 冲服。

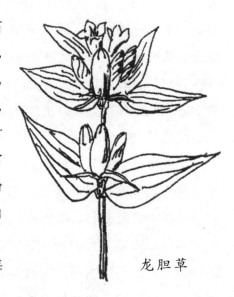

龙胆草

【用法】水煎服，每日 1 剂，每日分 2 次服。

【功效】镇肝清热，开窍豁痰。用于中风中脏腑之闭证。

【方解】患者突然倒仆，牙关紧闭，不省人事，口眼歪斜，半身瘫痪，两手握固，面赤气粗，痰涎壅盛，脉弦滑而数，或沉弦而缓。此系阴虚肝热，热极风动，风起痰壅，肝风挟痰上逆，故卒然昏仆。血脉阻滞，痰阻络道，故半身瘫痪。其面赤气粗，皆是肝热生冲之象。热灼筋急，故牙关紧闭，两手握固，脉弦滑而数，弦为肝旺，滑为有痰，数为热盛，证属邪正俱实，治则清热镇肝，豁痰开窍。清热镇肝汤中龙胆草、石决明、羚羊角粉息风镇肝、泻肝胆之火；旋覆花、赭石、磁石潜阳镇肝；牛膝引热下行；生石膏专清胃热，胃为五脏六腑之海，胃热清则五脏六腑自无热邪熏蒸；栀子泻三焦火，能引热从小便而解；知柏育阴兼清下焦。以上皆是泻火清热、息风镇肝之药。火性炎上，使火不上炎，则气血自不上行，且泻火即所以育阴。黛蛤粉化痰清热；竹茹降逆和胃；天竺黄清热豁痰，安神凉心；郁金入心，解郁凉血；犀角粉解毒凉血；再配以石菖蒲、安宫牛黄丸之类芳香通窍，可清神志而化痰涎。本方以清热育阴为主，豁痰镇肝为辅，芳香开窍，经络宣通，以为佐使，俾热净则风息，阴复则肝平，开窍豁痰以清神志，经络宣通以利偏瘫，平肿潜阳以降血压，补肾强筋以健腰膝。但必须灵活运用，随症加减，如稍露虚象，此方即当禁用。

【加减】如肥胖人湿痰素盛者，加清半夏 9g，广陈皮 6g，茯苓 11g。如痰涎壅盛加竹沥水（兑服）28g，猴枣（冲服）0.6g，或先用稀涎散（白矾、皂角）1.5g 白水送下，痰涎即顺口流出。如突然昏仆，必然四肢不温，脉沉弦而缓者，面色苍白，此为气血郁闭之象，可先用苏合香丸以开之，或于方内去安宫牛黄丸，加入苏合香丸，如服后脉转滑数，面转红润，再去苏合香丸，改用安宫牛黄丸。患者牙关紧闭，不能服药者，可用乌梅 1 个，温水泡软，塞于腮内，牙关即开。神志清醒后，去安宫牛黄丸、犀角粉，加桑寄生 28g，威灵仙 13g，鸡血藤 28g，地龙 9g，生穿山甲 9g，土鳖虫 3g，以及大活络丹等，活血通络以治偏瘫。如四肢已灵活，腰膝尚觉无力，加狗脊 18g，续断 11g，杜仲 11g。偏瘫部已见活动，唯觉无力，脉象滑大之象已衰，可加黄芪 30～118g，党参 28g，以及活血通络之味。然必须风痰已净，热势已平，方可加入参芪，以免闭邪于内，而遗终身之累。舌赤少苔，为阴液不足，加川石斛 18g，北沙参 16g，麦冬 16g。如热势不重，脉弦滑而不数，去石膏、石决明，改用生龙骨、生牡蛎各 16g，珍珠母 28g。脉弦滑有力，头晕甚者，石决明可用至 60～90g，加菊花 9g，白蒺藜 9g，天麻 1.5g。面赤烦躁不安，脉数大有力者，生石膏可用 60～90g。舌强言蹇，加全蝎 3g，僵蚕 9g。大便燥结，加瓜蒌 28g，玄明粉 9g，大黄 9g。大便溏，加黄连 6g，芡实 28g。

【按语】中医治疗此类病例，皆是分两个阶段，第一，先以恢复神志为主，第二，神志已清，再以治疗偏瘫为主。在临床上闭证病例比较多见，故用清热镇肝汤的机会亦比较多。

☯ 补气固脱清热汤（张汾燕方）

【组成】党参 28g，黄芪 28g，熟地黄 28g，山茱萸 28g，龙眼肉 28g，山药 28g，枸杞子 16g，茯神 11g，酸枣仁 11g，白术 9g，生龙骨、生牡蛎各 12～28g，甘草 3g。

【用法】水煎服，每日 1 剂，每日分 2 次于早、晚服。

【功效】固脱补气。用于中风中脏腑之脱证。卒然昏仆不语，口开、眼合、遗尿、手撒、鼾声，或汗出如油，四肢清冷，或面赤如妆，脉浮大无根，或沉细欲绝。

【方解】患者眼合为肝绝，口开为心绝，鼾声为肺绝，手撒为脾绝，遗尿为肾绝。若汗出如油、四肢冷为阳绝，面赤如妆为阴绝，脉大无根为阳气外越，脉沉细欲绝为阴阳俱竭。凡五绝俱全者死治，五绝中之心肺两绝者为严重。如再兼四肢逆冷，汗出如油，危在顷刻。为了挽救于万一，可用参附汤（人参 28g，附子 16g）以救逆回阳，扶正固脱。对五绝中仅出现肝、脾、肾三绝者，常用保元固脱汤，固脱补气。按遗尿为肾绝，系指突然发病时遗尿而言，如病后昏迷之遗尿，不应以肾绝论。补气固脱清热汤之党参、黄芪、甘草大补元气；熟地黄、枸杞子、山茱萸、山药滋补肾阴；龙眼肉、茯神、酸枣仁强心；山药、白术健脾补气；生龙牡敛精固脱。只要五绝尚未完全出现者，此方即可应用。

【加减】如天柱骨倒（症见头不能直竖）系督脉虚损，加鹿茸（冲服）0.6g，或用人参鹿茸丸（分 2～4 次服）1 粒。大便燥加肉

心脑血管病 传承老药方

苁蓉 28g，或火麻仁 20～28g。如四肢清冷，汗出如油，脉微细者，加附子（先煎）16g，干姜 6g，四肢转温即去之。药后病情好转，但仍昏迷时，加十香丹（分 2 或 3 次服）1 粒。

【验案】王某，男，68 岁，退休工人。形体瘦小，素禀阴虚，1980 年 1 月 5 日初诊，午后头痛眩晕不支，随即舌謇语言不清，左半身瘫软无力，随即入院治疗。诊见患者神气疲惫，而神志尚清，言语塞滞而示意明确。自觉火升烘热，头额掣痛，眩晕，心悸而烦，口干舌辣，不能安寐，左肢若废，右侧筋肉惕动。脉沉弦细数，舌稍歪，瘦敛干红不华，苔薄黄燥，血压 178/102mmHg。此刘河间所谓"肾气不荣，足废不能行，口喑不能言，名曰'风痱'之病"。前贤又谓此乃风中经络，是中风症中之较轻者，然若处理不当，亦可发展成中脏腑之重症。

用上方 15 剂治之，半个月后能下床行走，左手亦能活动，遂日渐康复。1981 年春节后，完全恢复正常，能操持家务，血压一直稳定在 150/90mmHg 左右，今年 89 岁，康强如昔。

【按语】偏瘫多为脑血栓形成之类，中脏腑即为脑出血之类，如脑出血病灶小，也可能仅出现中经络证候。此不过言其常也，然亦有不尽然者，如中经络之重者有时亦出现昏迷兼有中脏腑证候，但必须结合西医脑电图、脑脊髓化验，方能证明其是否脑出血。

☯ 黄芪复瘫汤（孙伟方）

【组成】当归 10～18g，黄芪 60～118g，丹参 28g，赤芍 28g，地龙 16g，炮穿山甲 13g，水蛭 6g，鸡血藤 28g。

【用法】水煎服，每日 3 次，每次 100ml。水蛭、炮穿山甲亦可研极细末冲服，用量稍减，一般用水蛭和炮穿山甲末各 4g 混匀冲服，每次 4g，1 日 2 次。

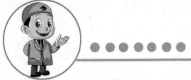

【功效】养血益气，化瘀活血，通络复瘫。用治中风偏瘫的初、中、晚各期，尤以初、中期为佳。症见肢体乏力，半身不遂，或口眼歪斜，语言不利。

【方解】黄芪复瘫汤系当归补血汤与补阳还五汤化裁而成。方中以大剂量黄芪益气生血，使气旺血足而血易行；当归、鸡血藤活血养血通络；丹参、赤芍化瘀活血通络；地龙、炮穿山甲、水蛭为虫类蠕动之品，灵动迅速，可活血通络逐瘀，以搜剔络之邪瘀，疏通被阻络道，起到一般草木药所不及的作用。将药合用，共奏养血益气、化瘀活血、通络复瘫之用。

【加减】脾胃虚弱，纳运欠佳，可改为饭后服用，或加白术、黄芪、砂仁、鸡内金；药后腹胀、矢气多，加枳壳、木香、厚朴；伴口眼歪斜加全蝎、僵蚕；语言不利，加石菖蒲、远志、牡蛎、胆南星或竹沥；气短乏力重者，加生晒参；头晕血压高可加怀牛膝、赭石、天麻，亦可配合西药治疗。

【验案】李某，女，58 岁，个体。来医院就诊 2005 年 5 月 16 日。患者：反复眩晕 10 年，加重伴右侧偏瘫 2 年。患者 3 年前无明显诱因出现头昏，被省医院诊断为原发性高血压，间断服降压药治疗，血压波动大 142～176/90～100mmHg。2 年前因打牌紧张出现头昏，继而昏迷，瘫痪，某医院 CT 诊断为：脑出血。经止血、脱水、降颅内压等抢救后清醒。但留下右上肢乏力，右足外翻，右侧肢体冷痛伴出汗，语言障碍，又去我院行高压氧治疗，症状无明显改善。现症：右侧肢体乏力，肢体冷痛出汗，右足外翻，行走障碍，语言謇涩，反应迟钝，纳可，大便日一行，舌淡红，苔薄白，脉沉。CT 诊断为：脑出血。西医诊断：脑出血后遗症。中医诊断：中风（气虚，瘀血阻络）。辨治：中风之证以本虚标实为根本病机。虽有风、火、痰、虚、瘀为基本病因病机，而在此患者身上却以阳气不足，瘀血阻滞为主。阳虚不足以温煦则肢体冷痛；气虚则肢痛。瘀

血阻滞，清窍不利故反应迟钝，语言謇涩。药用上方 7 剂，每日 1
剂，水煎服。1 周后症状日渐改善，依上方为基础稍加出入治疗 1 个
月，言语清楚如常，肢体活动明显好转，生活完全能够自理。

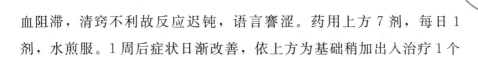 通窍活血汤（陈明方）

【组成】桃仁、红花各 13g，丹参 28g，茯苓 18g，川牛膝 16g，
白茅根 28g，川芎、赤芍药各 13g，水蛭 6g，麝香 0.1g，黄酒 30～
90g，葱白 3 寸。

【用法】将黄酒洒在干药上，用纸或布封紧器口，30 分钟左右，
使黄酒渗入药中，而后除麝香外，余药清水煎，取药汁或温开水冲
服麝香粉。

【功效】活血通窍，化浊利水。适用于中风、脑积水、颅脑外
伤、顽固性头痛、脑肿瘤，辨证属于颅脑水瘀或颅脑积血者。

【方解】中医认为，麝香一味活血通窍，达阳通阴，香窜走络，
用于颅脑积血积水之证最宜，为方中主药。如缺此药，常影响疗效。
临床缺之，可用冰片 0.2g 冲服代之，或用白芷 6～9g 试代之。桃
仁、川芎、红花、赤芍药、丹参、水蛭共为化瘀活血通络之品，直
接针对瘀阻脑络之病机关键，共为辅药。茯苓、白茅根化浊利水，
川牛膝肝肾滋益，又能通络活血，引水下行，共为佐药。黄酒辛散，
疏通经脉，为药引。诸药合用，使滞者通，浊者清。临床使用中发
现，黄酒用量可酌情，少则 18g，多则 90g，服药后如有面色微红，
微醉之象，效果更好。

【加减】对于单纯的颅脑瘀血证，如顽固性头痛，当在原方基础
上去掉白茅根、茯苓等利水化浊之品。

【验案】张某，女，58 岁。昏迷、右侧肢体偏 1 周。西医诊断：
脑出血。抢救 1 周仍处于昏迷状态，请中医会诊：患者神昏，面赤

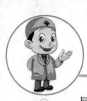

唇干，牙关紧闭，胸部烦热，喉中痰声曳锯，呼吸气粗，两手紧握，大便多日未行，遗尿，发热不退，舌红，脉滑数有力。中医诊为中风、中脏腑，属阳闭。治以清化痰热，泻浊通腑，开窍醒神。以活血通窍利水汤水煎鼻饲。服2剂身热减，意识稍清，仍嗜睡，牙关已开，大便未行，舌苔厚而干。前方加芒硝（冲）16g，进2剂，排大便3次，量多、坚硬成块，意识逐渐转清，已能对话。续以大秦艽汤加减服35余剂，语利，偏瘫基本恢复。

☯ 息风通络汤（季红莉方）

【组成】女贞子11g，熟地黄16g，生牡蛎18g，白芍13g，天麻13g，稆豆衣16g，龟甲16g，钩藤16g，牛膝16g，丹参16g，地龙11g，鹿衔草11g。

【用法】水煎服，每日1剂，每日分2次服。

【功效】潜阳息风，补肾益阴。适用于突然昏仆，半身不遂；或中风经治疗后，言语蹇涩，神志已清，一侧手足不能活动，舌红少津，脉细弦数。

【方解】息风通络汤中熟地黄、女贞子补肾养阴；生牡蛎潜降肝阳；白芍、稆豆衣养阴柔肝；天麻通络息风；龟甲潜阳滋阴；钩藤息风清肝；牛膝养肝肾，引风阳下行；丹参通络活血；地龙息风通络；鹿衔草补肾，活血而通节络。

【加减】肢节拘急，加桑枝16g，续断16g，丝瓜络13g，通络舒筋；肝火偏盛，加金铃子13g，苦寒泻肝；神志不清，加石菖蒲13g，蜜远志6g，开窍醒神。

☯ 潜阳息风汤（金红举方）

【组成】红花6～13g，丹参15～18g，赤芍11g，水蛭13g，三

心脑血管病 传承老药方

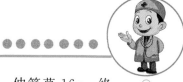

七（研末冲服）6g，钩藤 16g，地龙 11g，全蝎 6g，伸筋草 16g，络石藤 11g，薏苡仁 16g。

【用法】水煎服，每日 1 剂，每日分 2 次服。

【功效】化瘀活血，通络祛风。适用于中风日久，瘀阻脉络，肢体麻木，半身不遂，舌边黯，苔黄，脉弦涩。

【方解】丹参、红花、赤芍、水蛭、三七逐瘀破血；钩藤清降肝火；地龙、全蝎通络息风；伸筋草、络石藤活络舒筋；薏苡仁甘淡性寒，清利湿热，养胃健脾，缓和筋脉拘急。

【加减】气虚血瘀，神疲乏力，语声低微，加黄芪 15～28g，补脾肺之气，以促使血液之运行；肝肾不足，腰膝酸软，头晕目眩，加枸杞子 16g，续断 16g，补肝肾，健腰膝；兼痰者，痰多稠黏，加竹茹 11g；橘络 3g，化痰通络；兼湿热，肢体酸重，舌苔黄腻厚，加佩兰 13g，化湿浊，茯苓 11g，利湿热；舌强语塞，加郁金 11g，蜜远志 6g，宣郁化痰。

【验案】胡某，女，59 岁，退休工人。1978 年 11 月某日初诊。数月前突然中风卒倒，昏不知人，移时苏醒后，即见右半身活动失灵，口部向左歪斜，不能运动，言语不清晰，苔白腻，脉沉弦。乃风痰壅阻于身半，气血不养，为"偏枯"之病，上药 18 剂，以适量水煎药，汤成去渣取汁温服，每日 2 次。复查身体渐渐康复。

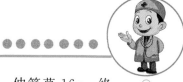

第十一章

中风

219

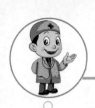

第十二章
中风后遗症

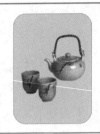

养肝调肝汤（庞兴学方）

【组成】三棱、莪术各 6g，赤芍、石菖蒲、当归各 16g，赤石脂、炒荆芥、桃仁、川芎各 9g，益母草、丹参、瓜蒌各 28g，党参 18g。

【用法】水煎服，每日 1 剂，分早、晚 2 次空腹服。

【功效】补益气血，化瘀通络，涤痰开窍。适用于中风后遗症。

【方解】养肝调肝汤中赤芍泻肝祛火，凉血热，通血脉；丹参通血脉，化瘀滞，生新祛瘀，行而不破；桃仁善入血分，能散瘀凉热，散而不收；三棱、莪术能破血中之气结，逐血之瘀滞；当归辛散通行，能调肝养血，行滞散瘀；川芎性疏通，善行血中之气滞，为活血行气之良药；益母草专入血分，能行瘀血生新血；石菖蒲善辟秽涤痰而卫宫城，宣

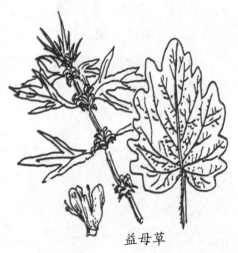

益母草

心思之结而通神明，瓜蒌性味甘苦而寒，能利气导痰，化痰清热；赤石脂化恶血，酸涩收敛，炒荆芥可入血分祛风邪，以行血而不破血、止血而不留瘀见长，两者用于出血性脑卒中之后遗症，有预防再出血的作用；党参味甘气平、补中州、升清阳、益肺气，为补脾肺气虚、津润养血之良药。诸药合用，燥补气，通络化瘀，涤痰开窍。

【加减】患侧手足肿甚者加茯苓 28g，泽泻 9g；患侧僵硬拘挛伴有肝阳上亢者加石决明（先煎）28g，钩藤（后下）11g，大便秘结者加生大黄（后下）6g；言语不利甚者，加郁金 16g，远志 11g；口眼歪斜者加全蝎、僵蚕各 9g。出血性脑血管病加茜草 16g，蒲黄（布包）9g；缺血性脑血管病去赤石脂，炒荆芥，加鸡血藤 28g，并重用党参至 28g；下肢瘫痪无力甚者，加桑寄生 28g，川续断 18g；上肢偏废者加桂枝 9g。

【验案】李某，女，58 岁，1997 年 5 月 12 日初诊。患者：右侧肢体偏瘫 5 个月余。患者 3 个月前因突然剧烈头痛、眩晕，顷刻即出现昏迷，住进市区医院。该院做头颅 CT 扫描检查诊断为脑出血（内囊出血），经抢救治疗清醒好转后出院，但右侧上下肢瘫痪，此后在家卧床，生活不能自理，后经家人用车送于我处就诊。来医院就诊见：血压 165/90 mmHg（22/12kPa），神清，形体消瘦，心脏听诊可闻及心律失常（1 分钟内可出现 3～5 次不规则的期前收缩），各瓣膜听诊区未闻及杂音，双肺呼吸音正常，腹部正常，左侧上下肢活动正常，右上肢肌力 0 级，右下肢肌力 Ⅱ 级，语言困难，舌体瘦小，舌质红微紫、苔薄微黄、脉弦（有时可出现结脉）。诊断：偏瘫。用上方，每日 1 剂水煎，分 3 次服。连服 15 剂后症状好转，此后并配合头针治疗，服药 25 剂后患者在家人的搀扶下能独立站立 5 分钟。服药 30 剂后患者能独立行走 10 余步。此间再配合患侧肢体局部按摩，共治疗 40 天，能独立缓慢步行，右上肢肌力恢复到 Ⅲ

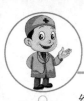

级，能自己进食。

☯ 桃仁开窍汤（赵双燕方）

【组成】何首乌、丹参、桃仁28g，紫河车粉（冲服）5g，菖蒲、郁金、远志、胆南星各13g。

【用法】每日1剂，每日2次，早、晚水煎服。30天为1个疗程。

【功效】益智补肾，化痰活血开窍。适用于痴呆，有下列表现者：①既往有中风史，以后出现智能减退等症；②阶梯式恶化；③有局灶神经体征存在；④脑CT检查有多发性梗死灶或单个大面积梗死灶、出血症。

【方解】痴呆病位在脑，与肾、心、肝、脾十分相关，多由肾精亏虚、痰瘀阻窍所致。桃仁开窍汤中紫河车、何首乌益精补肾，菖蒲、郁金、远志开窍，桃仁、丹参活血通络，胆南星化痰清热，共奏补肾益智、化痰活血开窍之功。

【加减】肝肾阴虚，症见智能减退、善忘迟钝、头晕失眠、腰膝酸软、质暗红、少苔、脉弦细，加枸杞子13g，怀牛膝28g，麦冬13g，牡丹皮13g。气虚血瘀，症见智能减退，神倦乏力，面㿠自汗，舌质淡暗、舌体胖大，苔薄白，脉细涩，加黄芪60g，党参28g，全蝎13g，赤芍16g。痰火内扰，症见智能减退，烦躁失眠，面红目赤，舌红，苔黄腻，脉滑数，加瓜蒌28g，胆南星13g，羚羊角粉（代）（冲服）2g，大黄（后下）13g。痰瘀阻窍，症见智能减退，神情呆板，言语不利，舌质暗有瘀点或瘀斑，苔白腻，脉涩，加法半夏13g，瓜蒌28g，赤芍16g，全蝎13g。脾肾阳虚，症见智能减退，行动迟缓，神倦思卧无力，腰膝酸软，舌质暗淡，苔薄白，脉沉细，加补骨脂13g，肉苁蓉13g，党参16g，白术13g。

【验案】黄某，女，45 岁，教师，患者突发头疼、呕吐、昏迷住某医院抢救，经治疗数月后，于 1999 年 8 月 20 日转来我院求治。查患者血压 125/85mmHg，右侧偏瘫，肌张力高，腱反射亢进，右臂屈曲手指强握，右下肢肌力Ⅲ级，右足趾痉挛收缩，智能减退，言语不清、记忆力无，诊断为脑出血后遗症。用上方 30 剂，治疗 5 个疗程后，足行走踏平，趾痉挛减弱，手指放松可伸屈，言语、记忆力有恢复。治疗 3 个疗程后，行走如常人，上臂抬举、手指伸展功能恢复。智能恢复如昨，语清晰、记忆力增强出院。5 年后随访，已上班工作，未见复发。

益肾填精方（赵炳云方）

【组成】山茱萸 18g，何首乌 28g，熟地黄 16g，黄芪 18g，远志 13g，石菖蒲 16g，桃仁 16g，川芎 11g，葛根 18g。

【用法】将药制成胶囊，每粒含生药 0.16g。空腹口服，每次 5 粒，每日 3 次。28 天为 1 个疗程。

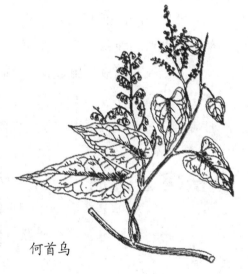

何首乌

【功效】活血祛痰，益肾填精。适用于痴呆（肾虚痰瘀型），症见倦怠嗜卧，头晕耳鸣，毛发焦枯，神情呆滞，骨软痿弱，言语不和，智力减退或哭笑无常，双目晦暗，舌质淡暗，苔白或腻，脉沉细。同时符合下列诊断标准：①卒中病史，高血压病史，及合并动脉粥样硬化的依据；②突然起病，阶梯式恶化，波动性病理；③夜间意识混乱，人格相

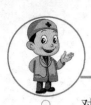

对保留；④抑郁症状或情感相对脆弱；⑤躯体疾病及局限性神经系统症状；⑥局限性神经系统体征；⑦头颅CT扫描半球深部有多发性梗死灶。凡具有⑦及前6项中4项者即可诊断。

【方解】益肾填精方中熟地黄填精滋肾补髓为君药；制何首乌补肾益精，山茱萸补肾养肝，山药益肾补脾，共为臣药，四药合用，大补精髓，使髓海得充，精足神健。黄芪补脾和胃，使气旺血行；茯苓利水健脾祛痰，调养精神；菖蒲、远志祛痰开窍宁神；川芎、桃仁、葛根活血行气化痰，共为佐使。诸药合用，共奏益髓填精，化痰健脾，行气活血之效。

【验案】孙某，女，55岁，农民。家人于睡眠时发现患者意识不清、失语、右侧肢体活动不利，×院治疗以脑血管意外收住本院内科治疗10天，于1991年4月16日转来本科室。查患者神清，血压180/93mmHg，偶可对答，但语言不清，时而憨笑、时而发呆。右侧上下肢肌力Ⅲ级。家人扶可行，独自难行，出而忘返。诊断为高血压、脑血栓形成。用上方30剂治疗一疗程肢体功能恢复，谈笑表情正常，生活完全自理。又巩固治疗两周，记忆力恢复出院。3个月后随访，已上班工作，疗效巩固。

祛瘀通络剂（赵黎方）

【组成】葛根16g，鲜绞股蓝（干品用18g）50g，红花13g，黄芪16g。

【用法】将药物放入陶瓷容器内浸泡1小时，大火煎沸5分钟，改文火煎10分钟，取汁1000ml，每日分5～10次代茶温服。28天为1个疗程。

【功效】适用于脑动脉硬化症。症见足软乏力、头晕、头痛、肢体麻木、舌质暗红、耳鸣、失眠、健忘、痴呆、脉象弦细。

【方解】祛瘀通络剂中绞股蓝清利头目，通络祛瘀，扶正补气；葛根甘平解肌；红花活血通经化瘀；黄芪固表益气。四药合用，可活血通络，扶正祛瘀。

方中绞股蓝可以延缓细胞的衰老、减少血脂，影响机体的代谢，扩张外周血管提高脑血流量，改善头部微循环，促进脂质排出，增强和恢复细胞活力；葛根中的黄酮能提高脑及冠状血管血流量，黄芪可提高心肌收缩，扩张冠状血管、肾脏血管和全身末梢血管，有降压作用，提高机体免疫功能。

【加减】气虚者重用黄芪为 28g，加甘草 13g；痰湿盛者加半夏 13g，远志 16g，菖蒲 13g，竹茹 13g；偏于血瘀者加川芎 16g，地龙 16g，山楂 18g；肝阳上亢者加菊花 16g，蝉蜕 13g，钩藤 16g，夏枯草 16g；肝肾阴虚者加枸杞子 16g，女贞子 16g，白芍 16g。

【验案】余某，女，56 岁，干部，素有高血压病史 10 年，长期外出工作，因操劳过度，下车后突然昏厥，不省人事，经某医院抢救渐苏，腰穿诊断为脑出血。出院后来诊：手不能握，臂不得高举，右半身不遂，腿足跛行，口角流涎，言语不清。血压 145/100mmHg，舌尖红边紫，脉沉。证属风阳升动虽退，但气已虚惫，络脉不和，筋脉不用。上方连进 15 剂，血压 120/80mmHg，诸症显效。加马前子，共服 30 剂，语言流利，手可写字，腿能跑步。

【按语】中风后遗症属慢性疾病，多发于老年人，老年人脏腑多虚损，且"久病伤气""久卧伤气"，加之急性期、恢复期多用苦寒清热，活血破血之品，易造成脾胃损伤；更有患者忧思郁结，内损于脾者。实际上，中风后遗症患者临床上亦多表现为形体憔悴、疲倦无力、肌肉萎缩，舌体胖，边有齿痕等脾胃虚弱症状。"至虚之处，便是留邪之地"，脾虚则枢机不利，至脑络失荣，终成死血、顽痰，混踞脑脉，壅遏脑络。因此，笔者认为脾虚血亏、脑络失荣、瘀阻脑络是中风后遗症病机的关键，临床上当以补脾养血、活血通

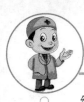

络、涤痰开窍，为其治疗大法。

☯ 开窍化痰汤（高亚南方）

【组成】熟地黄、巴戟天、石斛、肉苁蓉、附子、五味子、肉桂、茯苓、麦冬、石菖蒲、远志、生姜、大枣、山茱萸。

【用法】每日1剂，水煎服，每日分2次，早、晚分服。14天为1个疗程，一般治疗3～5个疗程。

【功效】补肾阳，滋肾阴，开窍化痰，活血益气通络。适用于中风后遗症。

【方解】开窍化痰汤中熟地黄、山茱萸肾阴滋补；肉苁蓉、巴戟天温阳补肾为主药；附子、肉桂温养真元、摄纳浮阳；麦冬、石斛、五味子滋阴敛液为臣药；石菖蒲、茯苓、远志交通心肾，化痰开窍为佐药；少用姜、枣为引，和其营卫为使药。

【加减】血虚者加丹参、川芎、鸡血藤；阴虚甚者加二至丸；腹胀者加砂仁、厚朴；瘀血显著加乌梢蛇、僵蚕、全蝎；气虚甚加党参、白术、黄芪；呃逆不止者加沉香、代赭石；恶心呕吐者加法半夏、竹茹。

【验案】高某，女，67岁。于1992年11月4日诊。患者左半身瘫痪3年余，左半身偏瘫，臂只能举至胸前，前臂肌肉呈轻度萎缩，手指屈伸困难，虽能走路，但左腿屈伸不利，步履艰难，舌淡苔白，脉沉细。诊断：脑血栓后遗症。证属气血两虚，风中经络，经久不愈，以致气滞血瘀，脉络痹阻，治以通经活络，调血温肾补阳，用上方治疗2个疗程，臂能举过肩，肘能屈伸，前臂肌肉萎缩减轻，走路平稳，后随访生活能自理，并能做简单的家务劳动。

【按语】中风多属中医本虚标实之证，多发生于50岁以上中老年人，本病发生与肾气的虚衰有密切关系。据报道，50岁以上肾虚者占 70%。人过 40 岁以后，由盛极转入衰退。肾主骨生髓，主藏精，通于脑。脑为髓海，髓由精生，精由气化。因过劳耗精，久病气衰，则脑海失充，血不得运，筋不得荣，故中风之症绵延难愈。中风发生的病机，虽以虚为本，但痰瘀入络很难清净，影响很大。痰瘀阻滞脉络，气血不运，使中风之症难以消除。

☯ 潜阳镇静汤（陆琴方）

【组成】枸杞子、黄精、山茱萸各 16g，黄芪、党参、葛根、丹参、生山楂各 28g，当归、天麻、石菖蒲各 13g。

【用法】每日 1 剂，水煎 400ml，分 2 次温服。28 天为 1 个疗程，一般治疗 1～2 个疗程。

【功效】适用于老年中风痴呆，症见计算、判断能力障碍，记忆力减退。

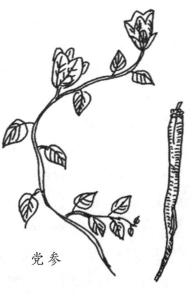

党参

【方解】潜阳镇静汤中黄芪、党参补气填髓益脑；黄精、枸杞子、山茱萸养阴益气填精；葛根、丹参、生山楂化瘀活血通络；天麻平肝镇静潜阳，善治风痰；石菖蒲开窍解郁，安神定志；全方共奏补骨化瘀益气通络之功。性质平和，补益而不壅滞，活血而不伤正，临床可以长期服用。

方中黄芪、党参能兴奋中枢神经系统，增加脑的兴奋性，消除脑水肿，改善、促进脑的代偿功能；葛根、丹参、生山楂可扩张脑血管，提高血液循环，同时分解吸收凝血，激活纤维蛋白溶解系统活性，吸收、分解、排泄血肿或坏死组织，同时减少脑水肿；天麻

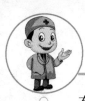

有镇痉，扩张血管，增加脑血流量的作用。

【加减】伴见气虚血瘀，症见神识呆滞，面色无华，身倦无力，舌质淡苔薄白，脉弦细或细涩者，补肾益气活血汤中黄芪、党参用至 38g，加川芎、赤芍、全蝎各 13g。伴见心肝火盛，症见心烦不眠，情绪急躁、头痛、头晕、咽干口燥、尿赤便干，舌质红苔黄，脉弦数者以补肾益气活血汤合黄连解毒汤加减；伴见肝肾阴虚，症见头晕耳鸣，颧红盗汗，肌肤不荣，筋惕肉瞤，舌质红少苔，脉弦细数以补肾益气活血汤合一贯煎为主化裁；伴见痰浊阻窍，症见头痛如裹，腹胀痞满，呆钝少言，倦怠嗜卧，舌质淡，苔厚腻，脉濡滑，以补肾益气活血汤合导痰汤化裁。

【验案】文某，女，62 岁，患者因左半身不遂伴言语謇涩 3 个月，于 2005 年 11 月 23 日入院。一年前曾患"脑梗死"，经医院治疗后，生活可自理。3 个月前突然感觉左半身无力，言语不清，吞咽困难，饮水发呛，遂到省级院神经科就诊。急查头颅 CT 确诊为复发性脑血管病、脑梗死。门诊予以"低分子右旋糖酐"、"血栓通"静脉滴注，同时口服尼莫地平等西药，治疗两周后，症状无改善，故转我院治疗。检查：神志清晰，语欠清，反应迟钝，双瞳孔等大同圆，对光反射灵敏，咽反射消失，余脑神经正常。左上肢肌力Ⅳ级，双下肢肌力Ⅲ级，肌张力左侧肢体痛觉减退，左侧巴彬斯基征阳性，双掌下颌反射阳性，余病理反射未引出。舌质红，苔黄腻，脉弦滑。中医诊断：中风，痰浊阻滞，经脉不通。西医诊断：脑梗死。治则：通络化痰，开窍醒脑。方法：用上述方法治疗 2 个疗程，患者自觉肢体活动有明显改观。该患者共住院治疗 50 天，调整治疗20 余次获显效出院。

【按语】患者需同时配合智力训练及心理疏导、音乐疗法，使患者开畅胸怀，疏豁神志，情绪安定，活跃思维，恢复记忆。

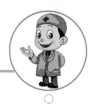

逐瘀祛痰散（高琴方）

【组成】灯盏花汤：黄芪 28g，灯盏花 16g，党参、当归、川芎各 11g，女贞子 13g，鸡血藤 18g，秦艽 6g。

再造散Ⅰ号（每包）：制马钱子 0.02g，灯盏花 0.98g。

再造散Ⅱ号（每包）：制马钱子 0.02g，皂荚 0.016g，川芎 0.965g。

【用法】灯盏花汤每日 1 剂，水煎服；再造散Ⅰ号或再造散Ⅱ号，每次 1 包，每日 1 次，温开水冲服，连服 8 天，停药 4 天。15 天为 1 个疗程，一般用 4～6 个疗程。

【功效】逐瘀祛痰，补益气血，疏通经络。适用于脑血管病后遗偏瘫，其中再造散Ⅰ号用于脑出血性脑血管病，再造散Ⅱ号用于脑缺血性脑血管病。

【方解】逐瘀祛痰散方中参芪同用补气，黄芪与当归相配以生血益气、舒筋活络；秦艽舒筋止痛除挛急不遂，女贞子益肝滋肾，二药合用以济诸药之燥烈；马钱子强力止痛通络，皂荚通络祛瘀。

【加减】口眼歪斜，语言蹇涩，手足抽搐加僵蚕、全蝎、防风等；大便溏薄方中减去秦艽；肝阳上亢、眩晕耳鸣者，灯盏花汤方中加菊花、石决明、天麻；痰涎壅盛加胆南星、石菖蒲。

【验案】杜某，男，48 岁，农民。1998 年 3 月 25 日初诊，家属代诉：患者关节疼痛 15 年，劳累后自觉心悸、气短。1 个月前突然昏仆，不省人事，醒后出现半身不遂。经武警部队医院诊断为"风湿性心脏病并发脑栓塞"，住院治疗 15 天后病情稳定，神志清楚，唯有半身不遂，瘫痪在床，伴有关节疼痛，失眠多梦，心悸气短，两颧发红，神疲乏力等症。经当地医院治疗 2 个月未见好转。转我院治疗，诊断为中风后遗症，属脉络阻塞，气滞血瘀。遂用上方治疗，服 15 剂后能下床拄拐移动，继服 20 剂后，能弃杖行走，生活能自理。

【按语】中风后遗症在药物治疗的同时，应尽早及时、有计划地进行肢体或语言的康复训练，患者常有悲观、绝望、焦虑等心理障碍，或加重病情，或影响康复，应进行心理教育，鼓励患者树立战胜疾病的信心。

☯ 祛风通络汤（李书琴方）

【组成】党参 18g，黄芪 38g，白术 16g，桑寄生 18g，枸杞子 18g，桃仁 13g，红花 13g，川芎 13g，丹参 18g，赤芍 18g，地龙 13g。

【加减】兼语言不利者加郁金 13g，菖蒲 13g，远志 13g，以祛痰利窍；兼口眼斜者加白附子 13g，僵蚕 13g，以祛风通络。

【用法】每日 1 剂，水煎服，每日分 2 次服。

【针刺】针灸取穴，分两组。一组：脾俞（双侧）、肾俞（双侧）、三阴交（患侧）、足三里（患侧）。二组：曲池、肩髃、外关、合谷、环跳、伏兔、阳陵泉、解溪（均为患侧）。两组穴位交替使用，每次针 1 组穴位，每日 1 次，15 次为 1 个疗程。休息 3 天，再进行下

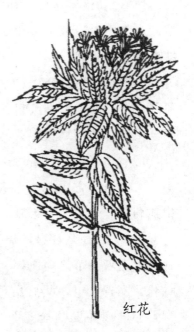

红花

一个疗程。针刺时脾俞、肾俞、足三里、三阴交用补法，余进针得气后用平泻平补手法，两组穴位均留针 30 分钟，间断行针 3 或 4 次。

【方解】祛风通络汤中黄芪、党参、白术、枸杞子、寄生益气养

血、补肝益肾，以增强气的功能活动而治其本，桃仁、红花、丹参、赤芍、川芎化瘀活血，通经活络而治其标，中医研究表明：化瘀活血药具有降低毛细血管痉挛，减少毛细血管通透性，改善微循环，扩张血管，增加血流量，有助于脑细胞的正常代谢，改善脑细胞的缺氧状态，恢复大脑的正常活动功能。针刺肾俞与三阴交，能滋阴养肝益肾；脾俞与足三里合用，可益胃健脾，生血补气。中医学研究证明，通过针刺治疗，可改善微循环，减少血液黏稠度，扩张血管，提高脑血流量及氧的供应而改善脑细胞功能，气血流畅使局部肢体得到的营养逐渐增加，功能逐渐好转，故治疗本病有较好的效果。

【按语】中风的临床表现为突然昏仆，不省人事，伴有口眼不遂。中医讲的中风包括现代医学的脑出血、珠网膜下隙出血、脑梗死、脑栓塞、短暂性脑缺血等，是脑血管意外的总称。临床分为中经、中络、中脏、中腑等不同。但尽管中风病症状轻重不同，但大多数在后期均留有不同程度或右或左的肢体活动不利，语言謇涩，偏瘫，肢体酸软无力，甚至失语或神志等方面的后遗症。若治疗得当大多数在短期内可得到康复。采用活血益气法配合针刺治疗中风后遗症能起到补益气血以治其本，化瘀活血，疏通经络以流畅气血而治其标，标本同治，提高疗效。

解痉化痰汤（王振义方）

【组成】胆南星13g，丹参13g，牛膝13g，桃仁13g，红花13g，知母16g，防风13g，当归18g，川续断16g，桂枝18g，桑枝23g，炒土鳖虫13g，酒白芍16g，蝉蜕13g，山楂子16g，僵蚕13g，珍珠母16g，鲜地黄16g，生龙骨16g，竹叶16g，甘草13g。

【用法】水煎服，每日1剂，每日分2次于早、晚服。15天为1个疗程。

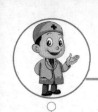

【功效】活血补气，化痰通瘀。适用于中风后遗症。

【方解】解痉化痰汤中黄芪补气能助血运行，丹参能活血通瘀，胆南星息风化痰解痉，为主药。佐以桃仁、牛膝、红花、续断、土鳖虫、当归、酒白芍，养血补血通络，使以防风、桑枝、桂枝、蝉蜕祛风定痛化湿，竹叶、生山栀子，宁心除躁安神。

【加减】头疼痛、肢麻，加天麻 13g，地龙 13g；大便秘结，加火麻仁 13g，陈皮 16g；高血压（肝阳型）加天麻 16g，钩藤 23g，夏枯草 16g；肢节酸疼，加羌活 16g，独活 16g；小便失禁者，加桑螵蛸 13g，枸杞子 18g，石斛 5g；胸闷、胸疼，加三七粉（冲服）13g；肢软无力，语言不利者，耳鸣加龟甲 16g，枸杞子 18g，麦门冬 13g。

【验案】陈某，男，50 岁，教师。1995 年 1 月 13 来医院就诊。患者 1991 年突发中风，经医院 CT 检查为多发性脑梗阻，经治疗 4 年来未见明显好转，右侧肢体麻木，右腿行走困难，右手活动不利，面部有蚁走感，语言不畅，并有头晕头疼、胸闷、小便淋漓不尽，患侧肌张力 0 级，右鼻唇沟变浅，舌苔白腻，脉弦滑兼紧。给中风方剂，早、晚各服 1 次，连服 10 日，服药后来诊时症状缓解，头晕肢麻、面部蚁走感消失，小便基本正常，口感胸闷乏力，上方加瓜蒌 16g，鹿茸粉 1g，桑寄生 13g，又服 20 剂，肢体活动基本正常，能独立行走 100m 左右，语言清楚，又服 20 剂，症状体征消失，基本治愈，停药未见复发。

【按语】中医认为中风一症多因气血亏损，络脉瘀阻，导致肝肾阴虚，肝阳偏亢，或因心阳暴盛，痰火内萌，蒙蔽心胞，或高粱厚味，生湿化热，浊痰横窜经络，或情志郁结，忧思愤怒，致伤肝阴损及络脉所致。故与心、肝、肾三脏十分相关，多数中风患者经救治后留有后遗症。治疗原则应以活血化瘀，养阴益气，活络通经。自拟解痉化痰汤以补气养血、滋肝肾、降痰除湿、平息内风、化瘀活血、通络为治则。